ENTRAÎNEMENT EN FORCE

BIBLE DES ENTRAÎNEMENTS

Pour Les Seniors De Plus De 70 Ans

Exercices Rapides Et Simples Pour Favoriser La Longévité, Améliorer L'équilibre Et Stimuler La Mobilité

DR. THOMPSON CLARK

Clause de non-responsabilité

La conception de ce livre est centrée sur votre santé et votre bien-être. Les exercices, conseils et suggestions sont destinés à vous aider sur votre chemin vers une meilleure mobilité et un meilleur soulagement. Gardez toutefois à l'esprit que chaque personne a un corps unique, donc ce qui convient à l'un peut ne pas convenir à l'autre.

Avant de commencer tout nouveau programme de remise en forme, je vous conseille d'en parler à votre médecin, en particulier si vous avez des problèmes ou des préoccupations médicales sous-jacentes. Allez-y doucement et faites attention à votre corps pendant que vous avancez, car votre sécurité passe avant tout.

Ce livre ne remplace pas un avis médical, un diagnostic ou un traitement expert ; il vise plutôt à vous responsabiliser et à vous inspirer avec des stratégies d'entraînement en force. Veuillez contacter un professionnel de la santé agréé si vous avez des questions ou des inquiétudes concernant votre santé.

J'espère que ce livre vous donnera l'inspiration, le dynamisme et les actions réalisables dont vous avez besoin pour vivre une vie plus agréable et plus active.

Témoignages De Lecteurs...

Voici de brefs témoignages de lecteurs qui ont trouvé du soulagement et retrouvé leur mobilité avec *"Entraînement En Force Bible Des Entraînements Pour Les Seniors De Plus De 70 Ans"*

Marjorie, 78 ans, enseignante à la retraite

Je n'aurais jamais imaginé pouvoir soulever des poids à mon âge, mais ce livre a complètement modifié ma perspective. J'avais environ 70 ans lorsque j'ai commencé à lire la « Entraînement En Force Bible Des Entraînements Pour Les Seniors De Plus De 70 Ans » et je ne savais pas par où commencer. Les exercices sont simples à suivre et bien adaptés à mes capacités. Après seulement quelques semaines, ma mobilité s'est améliorée et j'ai pu me lever de ma chaise sans ressentir la raideur normale de mes genoux. La progression a été fantastique ! Je me sens plus fort, plus autonome et plus confiant. Ce livre m'a donné une nouvelle vie.

Henry, 72 ans, mécanicien à la retraite

En tant que souffrant de maux de dos depuis longtemps, je n'étais pas convaincu que l'entraînement en force fonctionnerait pour moi. Mais après avoir lu « Entraînement En Force Bible Des Entraînements Pour Les Seniors De Plus De 70 Ans », j'ai tenté le coup. J'ai commencé avec les exercices de base créés par mon consultant en santé à partir des 20 premiers exercices de ce livre et j'ai été agréablement surpris de voir à quelle vitesse je me suis senti plus fort. Mon mal de dos s'est atténué et je me sens plus actif que depuis des années. Je me sentais à l'aise et confiant parce que le livre mettait l'accent sur des entraînements simples et sûrs. J'apprécie maintenant les promenades et je me remets même au jardinage, ce que je n'aurais jamais pensé faire.

Esther, 74 ans, grand-mère de trois enfants

J'ai essayé plusieurs programmes d'entraînement dans le passé, mais aucun ne me semblait adapté à mon âge. Ce livre est distinctif. Le format est idéal pour les seniors, augmentant progressivement l'effort tout en privilégiant la sécurité et la forme. J'ai renforcé mes bras et mes jambes et, surtout, j'ai retrouvé confiance en moi. J'ai pu réaliser les exercices à mon rythme et les résultats ont été fantastiques. Je peux désormais monter les escaliers sans m'accrocher aux rampes et ma posture s'est améliorée. J'aurais aimé commencer plus tôt.

Chacun de ces lecteurs a obtenu un soulagement à long terme grâce à la méthode systématique du livre, et leurs histoires démontrent à quel point ce programme peut être efficace pour les individus de tous âges, en particulier pour les personnes âgées de plus de 70 ans.

TABLE DES MATIÈRES

À PROPOS DE L'AUTEUR

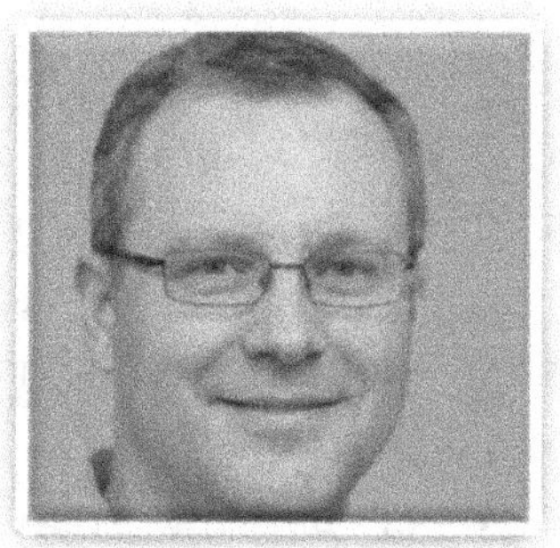

Dr. Thompson Clark est un physiothérapeute chevronné et un spécialiste des soins gériatriques avec plus de 30 ans d'expérience dans l'amélioration de la vie des personnes âgées. Le Dr. Clark, spécialiste de la mobilité, de la flexibilité et du traitement de la douleur, s'est imposé comme une figure respectée dans le domaine de la santé des personnes âgées, plaidant en faveur d'approches non invasives qui aident les personnes âgées à préserver leur liberté. Son désir d'aider les aînés à rester actifs et en bonne santé l'a amené à créer des routines d'étirements simples et adaptées à leurs besoins spécifiques.

La scolarité du Dr. Clark comprend un *Doctorat en physiothérapie (DPT)* avec un accent sur les soins gériatriques. Au début de son travail, il a remarqué un vide dans les soins de santé aux personnes âgées : l'exercice et la mobilité étaient souvent négligés au profit des médicaments ou de la chirurgie. En réponse, il a développé des programmes individualisés pour gérer la douleur chronique, la flexibilité et la posture, permettant aux individus de tous âges de vivre une vie satisfaisante et sans douleur. Sa méthode met l'accent sur l'importance d'exercices simples et efficaces que chacun peut entreprendre, quel que soit son niveau de forme physique.

En tant qu'auteur, le Dr. Clark a beaucoup écrit sur la santé et le bien-être des personnes âgées, simplifiant ainsi des concepts médicaux complexes pour ses lecteurs. Ses livres et articles mettent en évidence les bienfaits des étirements et du mouvement pour les personnes âgées, fournissant des recommandations pratiques que les personnes âgées peuvent adopter dans leur routine quotidienne. Ses écrits ont un public dévoué en raison de sa capacité à expliquer des informations sur la santé sans compromettre la profondeur ou l'exactitude.

En plus de sa pratique professionnelle et de ses écrits, le Dr. Clark est un éminent défenseur du bien-être mental et émotionnel des personnes âgées. Il intègre des techniques de pleine conscience et de relaxation dans ses séances d'étirement, qui aident les personnes âgées à gérer le stress et l'anxiété tout en améliorant leur santé physique. Son approche holistique met l'accent sur le lien entre l'esprit et le corps, encourageant les aînés à veiller aux deux aspects de leur bien-être.

Le Dr. Clark est actif dans sa communauté, offrant des ateliers gratuits et des initiatives de bien-être aux personnes âgées, en particulier dans les régions pauvres. Son dévouement à garder les personnes âgées actives et en bonne santé s'étend au-delà de sa carrière professionnelle, alors qu'il continue de former les travailleurs de la santé et de promouvoir des programmes de bien-être qui permettent aux personnes âgées de vivre leur meilleure vie.

INTRODUCTION

Alors que je me tenais à l'extérieur du gymnase, un vent fort soufflait dans l'air du matin, j'ai remarqué Mary, une femme de 73 ans au sourire engageant et aux yeux pétillants, faisant les cent pas anxieusement devant l'établissement. Elle n'avait jamais mis les pieds dans une salle de sport auparavant, et encore moins envisagé de soulever des poids. Elle a été occupée pendant la majeure partie de sa vie, élevant une famille, travaillant et s'occupant du train-train quotidien. Mais au fil des années, elle a réalisé quelque chose que beaucoup d'entre nous ressentent en vieillissant : des courbatures, des douleurs, des raideurs dans les articulations et le sentiment tenace que les choses n'étaient plus aussi simples qu'avant.

Mary avait entendu parler de l'entraînement en force pour les personnes âgées et pensait que cela pourrait lui être bénéfique. Elle avait entendu des histoires d'amis, de journaux et même de son médecin sur les avantages de la musculation, tels que la manière dont elle pouvait contribuer à accroître la mobilité, à réduire les risques de chutes, à renforcer les os et à restaurer la confiance. Néanmoins, une partie d'elle s'est opposée à l'idée. *Pourrait-elle accomplir cela ? Est-ce que soulever des poids pourrait aider quelqu'un comme elle, qui n'était jamais entré dans une salle de sport ? L'entraînement en force n'était-il pas réservé aux jeunes et aux sportifs ?*

Je me suis approché d'elle, lui offrant une poignée de main chaleureuse et un sourire réconfortant. "Mary," continuai-je doucement, "cela marque le début d'un voyage qui a le potentiel d'améliorer votre vie. Comme beaucoup d'autres avant vous, vous êtes sur le point de découvrir comment l'entraînement en force peut vous faire sentir plus fort, plus capable et plus confiant à tout âge.

L'inquiétude de Mary s'est calmée et lorsque nous sommes entrés dans le gymnase, j'ai pu sentir le changement d'énergie. Ce jour-là marquait le début de son aventure dans l'entraînement en force. À la fin de son premier mois, elle avait déjà constaté des améliorations considérables. Son énergie a été restaurée, ses maux de dos ont diminué et même les choses ordinaires comme faire les courses étaient moins stressantes. Mais plus important encore, Mary avait acquis quelque chose de bien plus précieux : un sentiment d'indépendance.

Ce livre est destiné à vous emmener sur le même chemin. Il est destiné aux personnes comme Mary, celles qui sont peut-être incertaines, qui ont déjà douté d'elles-mêmes, mais qui sont prêtes à franchir la prochaine étape vers la récupération de force, de confiance et d'une meilleure qualité de vie. C'est votre chance de réparer et de réussir.

J'ai travaillé avec d'innombrables personnes âgées qui occupaient auparavant le poste de Mary. Ils avaient peur que leurs plus belles années soient derrière eux, que leurs muscles soient trop faibles ou que leur corps soit trop délicat pour supporter un entraînement en force. Pourtant, à maintes reprises, je les ai vus surmonter leurs inquiétudes. Je les ai vus passer de novices nerveux à des individus autonomes qui se sentent plus vivants que jamais. Et je souhaite la même chose pour vous.

Pourquoi l'entraînement en force est-il important pour les seniors ?

La masse et la force musculaires se détériorent naturellement avec l'âge. Cette condition, connue sous le nom **la sarcopénie,** peut commencer dès la trentaine mais augmente à partir de la soixantaine et au-delà. Cette perte de masse musculaire peut entraîner toute une série de problèmes, notamment une diminution de la mobilité, un risque accru de chute et même des difficultés dans les tâches quotidiennes comme porter les courses ou se lever d'une chaise. Mais il y a une bonne nouvelle : l'entraînement en force peut contribuer à inverser cette tendance. Il ne s'agit pas seulement de développer d'énormes muscles ; il s'agit également de conserver la force nécessaire à un mode de vie sain et indépendant.

Les exercices de force profitent aux personnes âgées en augmentant la masse musculaire tout en améliorant la densité osseuse, la fonction articulaire, l'équilibre et la flexibilité. Il s'agit d'améliorer votre capacité à vivre sans limites, qu'il s'agisse de monter des escaliers, de vous lever d'une chaise sans aide ou simplement de porter un sac de courses. Et, comme vous le verrez dans les prochains chapitres, l'entraînement en force est entièrement personnalisable en fonction de votre niveau de forme physique.

Les exercices de ce livre ont été créés en pensant à vous. Que vous soyez complètement novice ou que vous pratiquiez du sport depuis des années, il y a ici quelque chose pour vous rencontrer là où vous êtes. Le voyage à venir sera unique à chaque individu, mais les résultats sont universels : une force accrue, une santé améliorée et une plus grande liberté pour profiter de la vie en vieillissant.

Comme Mary, de nombreux lecteurs ont partagé leurs histoires avec moi au fil des années. Tom, un gars, souffrait d'arthrite depuis des décennies. Ses genoux étaient raides et marcher était parfois désagréable. Mais après quelques mois de musculation, il a pu faire des promenades régulières sans gêne et a même repris le jardinage, un passe-temps qu'il avait abandonné des années auparavant. Il m'a dit que non seulement ses articulations s'étaient améliorées, mais que toute sa vision de la vie avait changé. Il ne se sentait plus dépendant de son corps. Au lieu de cela, il avait l'impression d'avoir le contrôle.

Une autre lectrice, Helen, craignait que l'entraînement en force ne soit trop fatiguant pour son cœur. Elle avait des antécédents de maladie cardiaque et avait toujours évité les exercices intenses. Cependant, après avoir consulté son médecin, elle a réalisé que l'entraînement en force pouvait potentiellement améliorer sa santé cardiaque. Helen a pu augmenter son niveau d'énergie, mieux dormir et même faire baisser sa tension artérielle après quelques semaines de mise en œuvre d'une routine d'entraînement en force cohérente et personnalisée.

Des histoires comme celle-ci sont la raison pour laquelle j'ai si hâte de partager ce livre avec vous. L'entraînement en force a transformé la vie d'innombrables personnes âgées et je crois qu'il peut faire la même chose pour vous. Si vous souhaitez soulager la douleur, améliorer votre mobilité ou simplement vous sentir plus fort dans votre vie quotidienne, ce livre vous guidera étape par étape dans le processus.

Je réalise à quel point il peut être difficile de faire le premier pas. Il peut être stressant d'envisager de démarrer quelque chose de nouveau, surtout lorsque cela demande un peu de sueur et de travail. Mais je vous promets que, comme Mary, Tom, Helen et tant d'autres, vous êtes capable de plus que vous ne le pensez. L'entraînement en force pour les seniors se concentre sur le progrès plutôt que sur la perfection. Il s'agit de faire de son mieux aujourd'hui et de s'améliorer demain.

Je vous invite donc à embarquer dans ce voyage avec moi. Chaque chapitre est un pas de plus vers une version plus forte, plus saine et plus indépendante de vous-même. Pendant que vous effectuez ces exercices, gardez à l'esprit que chaque répétition, série et étirement ne concerne pas seulement la force physique ;

il s'agit aussi de développer une nouvelle relation avec soi-même. Vous retrouvez votre santé, votre confiance et votre avenir.

Commençons le chemin pour réparer et prospérer ensemble.

CHAPITRE 1 : COMPRENDRE L'ENTRAÎNEMENT DE FORCE SENIOR

Un Aperçu Des Effets Sur La Santé De La Perte Musculaire Liée À L'âge

Notre corps change naturellement avec l'âge, ce qui a un impact sur notre métabolisme, nos muscles, nos os et notre bien-être général. La perte progressive de la masse et de la force musculaire, appelée médicalement sarcopénie, est l'une des altérations les plus visibles. La perte musculaire liée à l'âge affecte presque tous les systèmes corporels, notamment l'équilibre, les mouvements, le métabolisme et même la santé mentale.

La sarcopénie est la perte progressive de la masse, de la force et de la fonction musculaire liée à l'âge. Alors que l'atrophie musculaire peut débuter vers la trentaine, la sarcopénie se manifeste généralement chez les plus de 60 ans et s'accélère vers 70 ans. Le terme est grec, avec *ne le fais pas* signification *"chair"* et *peint* signification *"perte."* Des études montrent que les adultes perdent environ 3 à 8 % de leur masse musculaire tous les dix ans après 30 ans et que ce taux augmente avec l'âge.

Raisons de la perte musculaire avec l'âge

1. Diminution de l'activité physique : le manque d'activité physique, en particulier l'entraînement en force et les exercices de résistance, est l'une des principales causes de la sarcopénie. Bien que le tissu musculaire s'adapte bien à l'utilisation et au stress, les muscles s'atrophient et diminuent lorsqu'ils ne sont pas utilisés régulièrement.

2. Changements hormonaux : À mesure que les gens vieillissent, leurs niveaux d'hormone de croissance, d'œstrogène et de testostérone fluctuent parfois. Il est plus difficile de développer et de maintenir ses muscles lorsque ces niveaux d'hormones diminuent, car ils sont cruciaux pour préserver la masse musculaire.

3. Diminution de la synthèse des protéines : à mesure que nous vieillissons, la capacité de notre corps à produire des protéines à partir des aliments et à les allouer de manière appropriée aux tissus musculaires se détériore. Cela implique que les personnes âgées peuvent ne pas réussir à développer leurs muscles, même avec un régime riche en protéines.

4. Inflammation chronique : une inflammation persistante de faible niveau est fréquente chez les personnes âgées et joue un rôle dans la détérioration des muscles. En affaiblissant progressivement les muscles, les maladies inflammatoires comme l'arthrite peuvent accélérer ce déclin.

5. Changements neurologiques : À mesure que les gens vieillissent, leur système neuromusculaire peut être affecté. Cela pourrait entraîner une diminution du nombre de signaux nerveux qui atteignent leurs muscles, ce qui diminuerait leur fonction et leur réactivité. La force musculaire et la coordination sont directement affectées par la perte de la fonction nerveuse et de la stimulation musculaire.

Impacts sur la qualité de vie et la santé

Les effets de la perte musculaire sur la santé physique, métabolique et mentale sont considérables. Voici quelques-uns des principaux impacts de la sarcopénie sur la santé générale :

1. Diminution de la mobilité et de l'équilibre : la capacité d'une personne à bouger librement et à maintenir son équilibre est entravée par une perte de force musculaire. Le risque de chute et de cassure pourrait augmenter si même des activités de base comme marcher, monter des escaliers ou quitter une position assise deviennent difficiles. Les chutes sont l'une des principales causes de blessures et de perte d'autonomie chez les personnes âgées.

2. Risque accru de fracture et de perte osseuse : Étant donné que les muscles et les os coopèrent, les forces appliquées par les muscles aident à maintenir une densité osseuse stable. Les os ne sont pas suffisamment sollicités à mesure que la masse

musculaire diminue, ce qui augmente le risque d'ostéoporose, de fractures osseuses et d'autres problèmes squelettiques.

3. Les muscles brûlent des calories même lorsqu'ils ne sont pas en mouvement puisqu'ils sont des tissus métaboliquement actifs. La prise de poids et un risque plus élevé de maladies métaboliques comme le diabète de type 2 sont des conséquences courantes d'une diminution de la masse musculaire, qui entraîne également une diminution du taux métabolique. L'équilibre énergétique du corps peut être maintenu et la fonction métabolique peut être préservée en maintenant une masse musculaire saine.

4. Diminution de l'autonomie et de la qualité de vie : La capacité d'une personne à vivre de manière indépendante peut être diminuée par les limitations physiques provoquées par la perte musculaire. Des tâches simples comme le ménage, le jardinage et les courses sont devenues difficiles, voire impossibles, ce qui a un impact sur l'estime de soi et la qualité de vie.

5. Risque élevé de maladies chroniques : la masse musculaire affecte la santé métabolique en général. Un risque plus élevé de maladies chroniques comme le diabète, les maladies cardiaques, l'hypertension artérielle et plusieurs types de cancer a été associé à la perte musculaire. Puisque les muscles retiennent le glucose, leur perte peut entraîner une résistance

à l'insuline, un facteur de risque clé du diabète et des maladies cardiaques.

6. La santé mentale d'une personne peut souffrir de limitations physiques et de libertés restreintes. Les personnes âgées qui perdent du muscle peuvent également se sentir impuissantes, avoir une plus grande peur de tomber et avoir une moins bonne estime d'elles-mêmes. Étant donné que l'exercice améliore la santé cérébrale et les fonctions cognitives, une diminution de l'activité physique pourrait aggraver la dépression et le déclin cognitif.

Comment arrêter et gérer la perte musculaire liée à l'âge

La bonne nouvelle est qu'il existe des moyens efficaces d'arrêter ou de réduire la perte musculaire et que la sarcopénie n'est pas irréversible.

1. Entraînement de force : L'un des meilleurs moyens de lutter contre la sarcopénie est de participer régulièrement à des activités de musculation, notamment des exercices de musculation, des séances d'entraînement avec des bandes de résistance et de l'haltérophilie. À tout âge, l'entraînement en force peut vous aider à développer vos muscles et à améliorer votre force, votre endurance et votre masse musculaire.

2. Consommation suffisante de protéines : Pour augmenter la synthèse musculaire, les personnes âgées ont besoin de plus

de protéines que les plus jeunes. Les viandes maigres, le poisson, les œufs, les haricots et les lentilles sont des exemples d'aliments riches en protéines qui peuvent favoriser le maintien de la masse musculaire. Les suppléments protéiques peuvent être utiles pour certaines personnes, mais ils ne doivent être pris que sous la surveillance d'un médecin.

3. Rester actif : en plus de l'entraînement en force, des exercices réguliers comme l'équitation, la natation ou la marche peuvent aider à préserver la forme générale et la fonction musculaire. De plus, l'exercice améliore la santé mentale, l'équilibre et la santé cardiovasculaire.

4. Résoudre le déséquilibre hormonal : Parler avec un professionnel de la santé de ses niveaux d'hormones peut être bénéfique pour certaines personnes. L'équilibre hormonal peut occasionnellement être amélioré par des traitements et des modifications du mode de vie, mais ceux-ci doivent être gérés avec soin.

5. Gestion des maladies chroniques : La perte musculaire peut être évitée en gérant efficacement les problèmes de santé à long terme comme le diabète, les maladies cardiaques et l'arthrite. Maintenir sa force et sa mobilité nécessite de traiter ces problèmes, car ils peuvent provoquer une inflammation et une inactivité.

6. Apport en calcium et en vitamine D : La santé des os et des muscles dépend à la fois du calcium et de la vitamine D. Une quantité suffisante de vitamine D provenant des aliments, des suppléments ou de la lumière du soleil peut favoriser un vieillissement en bonne santé. La vitamine D contribue à la fonction musculaire et à l'absorption du calcium.

À mesure que les gens vieillissent, il est avantageux de prendre des mesures préventives pour maintenir la masse musculaire dès le début de la vie. L'entraînement en force peut aider à maintenir l'indépendance, la vitalité et la qualité de vie tout en prévenant la perte musculaire lorsqu'il est associé à une alimentation nutritive et à un mode de vie actif. En incluant l'entraînement en force, une alimentation saine et une activité physique régulière dans leur routine quotidienne, les personnes âgées peuvent préserver leur mobilité et leur bonne santé jusqu'à un âge avancé.

Bien que la perte musculaire liée à l'âge soit courante, elle est également très gérable. La santé globale peut être grandement améliorée en comprenant l'importance de la santé musculaire, en identifiant les causes de la sarcopénie et en mettant en pratique des stratégies de prévention. La préservation musculaire est cruciale pour les adultes de plus de 70 ans afin de conserver leur indépendance, d'éviter les maladies chroniques et de vivre mieux en plus d'être physiquement actifs. Les adultes vieillissants peuvent s'épanouir et maintenir un mode de vie actif jusqu'à leur vieillesse en prévenant les impacts de la perte musculaire grâce à une prise de conscience et des efforts constants.

Les Avantages De L'entraînement En Force Pour Les Seniors

Avec ses nombreux avantages qui améliorent l'autonomie, la qualité de vie et la santé globale, l'entraînement en force est de plus en plus reconnu comme une technique utile pour les adultes de plus de 70 ans. La recherche et l'expérience personnelle démontrent que les personnes âgées peuvent bénéficier de manière significative de l'ajout d'exercices de résistance à leur régime, même si L'entraînement en force a toujours été lié aux populations ou aux sports plus jeunes. Examinons quelques-uns des principaux avantages de l'entraînement en force pour les seniors.

1. Garder sa force et prévenir la perte musculaire

La perte naturelle de masse musculaire liée au vieillissement est connue sous le nom de sarcopénie. Vers 30 ans, la masse musculaire commence à diminuer à un rythme de 3 à 5 % tous les dix ans, et s'accélère au-delà de 60 ans. La force, l'équilibre et la mobilité peuvent être compromis par cette dégradation musculaire progressive, augmentant ainsi le risque de chutes et de blessures. L'entraînement en force est l'un des meilleurs moyens pour les personnes âgées d'arrêter ou même d'inverser la perte musculaire. Cela les aidera à maintenir leur masse musculaire et leur force fonctionnelle, nécessaires aux tâches quotidiennes comme porter les courses, se lever d'une chaise et marcher seul.

En se concentrant sur des régions musculaires particulières, les exercices de musculation améliorent le tonus et favorisent la création de nouvelles fibres musculaires. Les personnes âgées peuvent préserver et même retrouver de la masse musculaire grâce à des exercices à faible impact utilisant des bandes de résistance ou de petits poids. Les personnes âgées peuvent se déplacer avec plus de confiance puisque cette préservation de la force crée la base d'une plus grande résilience physique et d'une plus grande indépendance.

2. Risque réduit d'ostéoporose et augmentation de la densité osseuse

Les os des gens se détériorent avec l'âge et sont plus susceptibles de se briser. La maladie connue sous le nom d'ostéoporose, caractérisée par des os faibles et cassants, est courante chez les personnes âgées, en particulier chez les femmes. L'entraînement en force est un excellent moyen de renforcer les os, car il applique un stress contrôlé au squelette, ce qui active les cellules qui forment les os. Au fil du temps, ce « stress » amène le corps à produire davantage de dépôts de calcium dans les os, ce qui augmente la densité osseuse.

Le renforcement osseux réduit le risque de fractures, ce qui est particulièrement important pour les personnes âgées, car les fractures osseuses peuvent entraîner de longues périodes de récupération et une mobilité limitée. Les personnes âgées qui s'adonnent régulièrement à un entraînement en résistance peuvent conserver des os plus forts et plus sains et réduire leur risque de fractures liées à l'ostéoporose, en particulier celles qui touchent les hanches, la colonne vertébrale et les poignets.

3. Meilleure gestion de la douleur et santé des articulations

Les personnes âgées souffrent fréquemment de douleurs et de raideurs articulaires, et nombre d'entre elles souffrent de maladies comme l'arthrite. En renforçant les muscles entourant les articulations, l'entraînement en force aide à contrôler et à atténuer les douleurs articulaires en augmentant le soutien et en allégeant la charge sur les zones problématiques. Des muscles forts aident à relâcher la pression des articulations, rendant les mouvements plus confortables et indolores. Les exercices conçus spécifiquement pour les personnes âgées sont souvent doux et à faible impact, ce qui les rend appropriés pour les personnes souffrant d'arthrite ou d'autres problèmes articulaires.

Les exercices de musculation peuvent également aider à réduire l'inflammation dans le corps. Les douleurs articulaires et musculaires sont souvent aggravées par l'inflammation chronique, et il a été découvert que l'exercice régulier, en particulier l'entraînement en résistance, réduit les marqueurs d'inflammation. Les personnes âgées qui suivent une routine cohérente peuvent constater que leurs articulations deviennent moins douloureuses et moins tendues, ce qui leur permet de bouger plus facilement.

4. Meilleur équilibre et diminution des risques de chute

Les personnes âgées sont fréquemment blessées et hospitalisées en raison de chutes, ce qui entraîne souvent une baisse de leur autonomie et de leur niveau de vie. En raison de la faiblesse musculaire et d'un déclin de la proprioception (sensation de localisation et de mouvement du corps), l'équilibre et la coordination se dégradent généralement avec l'âge. L'équilibre et la stabilité sont essentiels pour prévenir les chutes, et ils peuvent être améliorés avec des exercices de musculation qui donnent la priorité à la force des jambes, à la stabilité du tronc et aux mouvements fonctionnels.

Les activités du bas du corps qui renforcent les jambes et le tronc, comme les levées de jambes assises, les tapes sur les orteils et les exercices avec bandes de résistance, améliorent l'équilibre. Les seniors qui renforcent le bas de leur corps et leurs muscles centraux ont une meilleure coordination et un plus grand contrôle sur leurs mouvements. Les personnes âgées peuvent se sentir plus en sécurité lorsqu'elles marchent et montent les escaliers grâce à leur stabilité et leur équilibre accrus, ce qui pourrait réduire leur risque de chute.

5. Amélioration de la santé cardiaque

Bien que l'entraînement en force soit fréquemment lié à la croissance musculaire, il a également des effets positifs sur la santé cardiaque. L'entraînement en résistance augmente la circulation, ce qui favorise la santé du cœur et des vaisseaux sanguins. De plus, l'entraînement en force abaisse la tension artérielle, augmente le cholestérol et facilite une meilleure circulation sanguine. L'entraînement en force peut être un élément crucial du maintien de la santé cardiovasculaire des personnes âgées déjà exposées à un risque de maladie cardiaque.

Particulièrement utile pour réguler la glycémie, l'entraînement en force peut aider à la gestion ou à la prévention du diabète de type 2. Pendant l'entraînement en résistance, le glucose est utilisé comme source d'énergie lorsque les muscles se contractent, ce qui abaisse la glycémie et augmente la sensibilité à l'insuline. Les personnes âgées atteintes de diabète ou à risque de contracter la maladie peuvent maintenir une glycémie saine en pratiquant un entraînement en force.

6. Avantages pour la santé mentale et la fonction cognitive

L'entraînement en force a des effets psychologiques majeurs en plus des effets physiques. L'exercice, tel que l'entraînement en résistance, favorise la libération d'endorphines, qui sont des produits chimiques de bien-être et de soulagement du stress. L'exercice fréquent peut aider à réduire les symptômes d'anxiété et de dépression qui sont fréquents chez les personnes âgées, en particulier chez celles qui se sentent seules ou qui ont des problèmes liés au vieillissement.

De plus, le fonctionnement cognitif peut être amélioré grâce à l'entraînement musculaire. La recherche indique que l'entraînement en résistance augmente le flux sanguin vers le cerveau et déclenche la synthèse de produits chimiques neurotrophiques, qui soutiennent la fonction cognitive et la santé neuronale. L'exercice fréquent peut aider à prévenir la démence et a été associé à un déclin cognitif plus lent. Les personnes âgées de plus de 70 ans qui pratiquent un entraînement en force peuvent améliorer leur humeur, leur concentration et leur clarté mentale en plus de leur résilience physique.

7. Flexibilité et mobilité accrues

L'entraînement en force augmente l'amplitude des mouvements, la flexibilité, le tonus musculaire et la stabilité. Les personnes âgées peuvent préserver ou améliorer leur mobilité en participant à des exercices de musculation qui intègrent souvent des mouvements articulaires sur une gamme de mouvements. Les personnes âgées ont besoin de flexibilité pour éviter les raideurs et pouvoir effectuer les tâches quotidiennes avec aisance.

Les exercices qui maintiennent les muscles étirés et la souplesse des articulations comprennent des levées de jambes, des fentes et des étirements avec des bandes de résistance. Les personnes âgées peuvent se déplacer avec confiance et liberté car elles allient force et flexibilité, ce qui encourage un mode de vie plus actif. Les personnes âgées à mobilité accrue peuvent également participer à des activités familiales, à des voyages et à des passe-temps qui autrement seraient difficiles.

8. Vitalité et qualité du sommeil améliorées

De plus, l'entraînement en force contribue à améliorer la qualité du sommeil, qui est généralement problématique pour les personnes âgées. L'horloge interne du corps est régulée par l'activité physique, ce qui facilite l'endormissement et le sommeil toute la nuit. De plus, il contribue à améliorer le sommeil en atténuant les symptômes des troubles du sommeil, notamment l'anxiété et l'apnée du sommeil, qui peuvent tous deux interférer avec les cycles du sommeil. Un meilleur sommeil favorise un mode de vie actif et impliqué en augmentant la vigilance et l'énergie pendant la journée.

L'entraînement en force augmente également l'efficacité des systèmes musculaire et cardiovasculaire, ce qui augmente les niveaux d'énergie. Les personnes âgées qui ont des muscles plus forts et un système circulatoire sain se sentiront régulièrement plus énergiques et moins épuisées.

9. Encouragez les interactions sociales

L'entraînement en force peut favoriser une plus grande interaction communautaire et sociale, qui sont toutes essentielles à la santé mentale et au plaisir en général. De nombreuses personnes âgées participent à des centres communautaires locaux ou à des programmes de conditionnement physique en groupe, qui offrent des possibilités de soutien et de liens sociaux.

Ces liens sociaux peuvent contribuer à lutter contre l'isolement et la solitude, fréquents chez les personnes âgées. Développer des liens avec des personnes qui partagent vos objectifs de mise en forme renforce la responsabilité et le dynamisme, ce qui rend l'entraînement plus agréable. De plus, la camaraderie favorisée en groupe améliore la santé émotionnelle et le sentiment d'inclusion, améliorant ainsi la qualité de vie générale.

10. Générer un sentiment d'accomplissement

L'entraînement en force augmente votre confiance en vous et vous procure un sentiment de satisfaction lorsque vous atteignez vos objectifs de mise en forme. Ces succès, qu'ils incluent l'apprentissage d'une nouvelle compétence, l'augmentation des répétitions ou la levée de poids plus lourds, augmentent l'estime de soi et cultivent une attitude positive.

Les personnes âgées qui éprouvent ce sentiment d'accomplissement peuvent être inspirées à relever de nouveaux défis, à s'adonner à des passe-temps ou à s'impliquer dans des activités communautaires. L'entraînement en force aide les personnes âgées à profiter de la vie avec passion et joie en renforçant leur confiance, ce qui améliore leur résilience et encourage une attitude proactive face au vieillissement.

11. Établir une structure et une routine

L'entraînement en force hebdomadaire vous donne un sentiment d'utilité et d'organisation, ce qui est particulièrement utile lorsque vous êtes à la retraite ou que vous avez moins de temps pour faire de l'exercice. Les seniors qui s'en tiennent à un programme d'entraînement régulier deviennent plus disciplinés et sont incités à donner la priorité à leur santé et à leur bien-être.

De plus, un programme d'exercices structuré peut améliorer les habitudes de sommeil, ce qui augmente les niveaux de bonheur et de vitalité partout. La récupération, les fonctions cognitives et la régulation émotionnelle dépendent toutes d'un sommeil suffisant, ce qui aide les gens à vivre plus longtemps et en meilleure santé.

Les personnes de plus de 70 ans peuvent bénéficier de l'entraînement en force de plusieurs manières, notamment en améliorant leur santé mentale et physique. En maintenant la masse musculaire, en augmentant la densité osseuse, en améliorant la mobilité et en favorisant la santé cardiovasculaire, l'entraînement en force permet aux personnes âgées de mener une vie plus active et épanouissante. Le programme d'une personne âgée devrait inclure un entraînement en force pour plusieurs raisons, telles qu'une meilleure santé mentale, un meilleur équilibre et moins de douleur. L'entraînement musculaire est un moyen sûr et efficace pour les personnes âgées de rester en bonne santé et actives jusqu'à un âge avancé, quel que soit leur degré d'expérience.

Dissiper Les Mythes Et Les Malentendus Sur L'entraînement En Force Pour Les Personnes Âgées

En vieillissant, notre corps subit des changements qui peuvent affecter notre force, notre équilibre et notre condition physique globale. Pour de nombreuses personnes âgées, l'entraînement régulier en force améliore leur indépendance, leur santé et leur qualité de vie. Néanmoins, malgré les avantages, de nombreuses personnes âgées sont découragées de participer à l'entraînement en force en raison de croyances et d'idées fausses persistantes. Afin d'aider les aînés à considérer l'entraînement en force comme un moyen sûr et efficace de préserver leur santé et leur vitalité, il est impératif de lutter contre ces idées fausses.

Mythe 1 : les seniors devraient éviter l'entraînement en force

En raison des inquiétudes quant aux dangers potentiels, l'un des mythes les plus répandus est que l'entraînement en force est risqué pour les personnes âgées. Un bon entraînement en force est non seulement sûr mais aussi utile, même si les personnes âgées peuvent être plus sensibles à certaines maladies. La recherche a démontré à plusieurs reprises que les personnes âgées qui pratiquent des exercices de musculation subissent moins de blessures que celles qui n'en font pas.

Une bonne technique et un programme de formation sur mesure qui prend en compte les capacités, les limites et les problèmes de santé uniques de chaque personne sont les premiers pas vers la sécurité. Travailler avec un entraîneur qualifié spécialisé dans l'enseignement aux personnes âgées peut les aider à éviter le surentraînement et à développer une bonne forme. De plus, l'adaptation est possible sans exercer de pression excessive sur le corps en commençant par de petits poids ou des bandes de résistance et en augmentant progressivement l'intensité.

Mythe 2 : Les muscles volumineux sont le résultat de l'entraînement en force

Une autre idée fausse très répandue est que l'entraînement en force permet d'obtenir de gros muscles, ce que de nombreuses personnes âgées préféreraient ne pas avoir. Les femmes sont particulièrement sujettes à ce malentendu car elles craignent que l'entraînement en force ne les fasse paraître trop machistes ou trop fortes.

Il est important de garder à l'esprit que pour développer une croissance musculaire significative, il faut certains programmes d'exercices, notamment l'utilisation de poids plus importants pour moins de répétitions, qui sont généralement associés à des techniques diététiques rigoureuses. Avec les programmes de musculation conventionnels, la majorité des seniors ne gagneront pas en masse. Plutôt que d'ajouter du poids, l'entraînement en force améliore la mobilité fonctionnelle, stimule le métabolisme, développe la masse musculaire maigre et améliore la force globale.

Mythe 3 : Les personnes âgées ne devraient pas utiliser de poids lourds

De nombreuses personnes âgées croient à tort que quelque chose de plus gros pourrait les blesser et elles ne devraient donc utiliser que de petits poids. L'idée selon laquelle les personnes âgées devraient éviter complètement d'utiliser des poids plus lourds est fausse, même s'il est crucial de commencer avec des poids plus petits.

Des études ont montré que l'entraînement progressif en résistance, qui implique une augmentation progressive du poids ou de la résistance à mesure que la force augmente, est crucial pour le développement de la densité musculaire et osseuse. Pour les personnes âgées, soulever des poids plus lourds sous surveillance et dans un environnement sûr peut être très utile. Il aide à prévenir la perte de densité osseuse (ostéoporose) et la perte musculaire liée à l'âge (sarcopénie) tout en augmentant la force musculaire. L'objectif est d'utiliser des poids plus lourds avec précaution et sous étroite surveillance, en s'assurant que les entraînements sont adaptés à la santé et à la forme physique de la personne.

Mythe 4 : Seuls les jeunes devraient s'entraîner en force.

Selon de nombreuses personnes âgées, l'entraînement en force est principalement destiné aux jeunes et aux sportifs. Les représentations sociales du fitness, qui montrent rarement des personnes âgées faisant de la musculation, sont peut-être à l'origine de cette idée fausse.

L'entraînement en force aide les personnes de tous âges, mais particulièrement les personnes âgées. Il améliore l'équilibre, la coordination et la capacité fonctionnelle globale dans les activités quotidiennes en plus de maintenir la masse et la force musculaire. En augmentant la mobilité et en réduisant le risque de chutes, l'entraînement en force peut aider les personnes âgées à rester actives et indépendantes.

Mythe 5 : Le cardio suffit à maintenir la forme physique

Certaines personnes âgées pensent que l'entraînement en force est superflu et que les exercices aérobiques comme la natation ou la marche suffisent à les maintenir en forme. L'exercice cardiovasculaire n'augmente pas la densité osseuse ni la force musculaire, mais il est bénéfique pour la santé cardiaque et l'endurance.

Une approche globale de la santé nécessite un entraînement en force. L'entraînement en force améliore le tonus musculaire, stimule le métabolisme et encourage une bonne mécanique corporelle, ce qui améliore l'exercice cardiovasculaire. Les meilleurs résultats en matière de santé peuvent être obtenus avec un programme complet comprenant à la fois des exercices de force et des exercices aérobiques, améliorant ainsi la durée et la qualité de vie.

Mythe 6 : L'entraînement en force nécessite un abonnement à un gymnase

L'idée d'aller dans une salle de sport peut effrayer de nombreuses personnes âgées car elles croient que l'entraînement en force nécessite d'avoir accès à certains équipements. Cependant, l'entraînement en force peut être facilement adapté à un certain nombre d'environnements, y compris le confort de son propre foyer.

Des haltères, des bandes de résistance et même des exercices de musculation peuvent être utilisés pour l'entraînement en force sans avoir besoin d'équipement de gymnastique coûteux. Les seniors peuvent intégrer l'entraînement en force à leur routine quotidienne sans le stress d'une salle de sport en effectuant des exercices faciles comme des squats sur chaise, des pompes murales et des levées de jambes assises à la maison. De plus, les installations communautaires et les espaces extérieurs proposent généralement des cours collectifs qui favorisent les compétences sociales et la responsabilité.

Mythe 7 : Les personnes atteintes de maladies chroniques ne devraient pas s'entraîner en force

Une idée fausse répandue parmi les personnes âgées ayant des problèmes médicaux à long terme est que l'entraînement en force est inabordable. Les problèmes de santé peuvent s'aggraver en raison d'un comportement sédentaire provoqué par cette idée fausse. Plusieurs maladies chroniques, telles que le diabète, les maladies cardiaques et l'arthrite, peuvent être traitées grâce à l'entraînement en force.

L'entraînement en force peut améliorer la fonction articulaire, la santé cardiovasculaire et le contrôle du poids lorsqu'il est associé à un programme d'exercices ciblé et à des conseils médicaux appropriés. Avant de commencer tout nouveau programme d'exercices, les personnes âgées devraient en parler avec leur médecin pour s'assurer qu'il répond à leurs besoins. Après cela, un expert en conditionnement physique compétent peut créer un programme qui comprend en toute sécurité un entraînement en force tout en tenant compte des éventuelles limitations.

Mythe 8 : Pour voir des résultats, vous devez vous entraîner quotidiennement

L'idée selon laquelle les personnes âgées doivent s'entraîner quotidiennement en force pour constater des améliorations est une autre erreur courante. Cette idée fausse peut conduire à l'épuisement et décourager les personnes âgées de commencer ou de maintenir un programme d'exercice.

La majorité des experts conseillent aux seniors de s'adonner à des séances de musculation deux à trois fois par semaine. Cette fréquence offre le temps de récupération adéquat, nécessaire à la fois à la croissance et à la régénération musculaire. Bien que l'entraînement en force ne produise pas de bénéfices immédiats, une application régulière au fil du temps entraîne des améliorations significatives de la force, de la mobilité et de la santé générale.

Afin d'encourager les personnes âgées à mener une vie plus saine et plus active, il est essentiel de dissiper les mythes et les idées fausses concernant l'entraînement en force. L'entraînement en force offre plusieurs avantages, depuis l'amélioration de la densité osseuse et de la force musculaire jusqu'à l'amélioration de l'équilibre et de la qualité de vie.

Nous pouvons aider les personnes âgées à atteindre leur potentiel maximal de longévité, d'indépendance et de santé en dissipant ces croyances et en promouvant des exercices de musculation sécuritaires et supervisés. Il devient clair que l'âge n'est qu'un chiffre à mesure que nous insistons sur la valeur de l'entraînement en force et qu'être actif est bénéfique et accessible à tout âge.

CHAPITRE 2 : PRÉPARER VOTRE AVENTURE DE MUSCULATION

Utiliser Des Outils Ou Des Conseils D'auto-Évaluation Pour Déterminer Votre Niveau De Forme Physique

Une première étape cruciale dans tout programme de conditionnement physique consiste à déterminer votre niveau de forme physique actuel, en particulier pour les personnes âgées qui débutent un programme de musculation. Comprendre votre niveau actuel de force, de flexibilité, d'endurance et de santé générale peut vous aider à créer un programme d'exercices sûr et efficace qui répond à vos besoins et objectifs spécifiques. Cette leçon couvrira des techniques d'auto-évaluation utiles et des techniques de consultation pour vous aider à déterminer votre niveau de forme physique.

Avant de commencer tout programme de conditionnement physique, en particulier pour les personnes âgées, il est important d'évaluer votre niveau de forme physique actuel. Cela vous aidera à rester motivé, à prévenir les blessures et à rendre vos exercices plus réussis. Les évaluations aident des manières suivantes :

1. Pour déterminer vos forces et vos faiblesses : en comprenant vos points forts et vos points d'amélioration, vous pouvez

concevoir un programme de formation plus ciblé et plus efficace.

2.   Pour établir des objectifs raisonnables : les évaluations de la condition physique fournissent une norme permettant d'évaluer les progrès. Vous pourrez peut-être maintenir votre motivation et votre concentration en vous fixant des objectifs raisonnables basés sur votre point de départ.

3.   Pour suivre vos progrès : des évaluations fréquentes vous aideront à voir vos progrès et vous motiveront à continuer de poursuivre vos objectifs de mise en forme.

Auto-évaluations pour déterminer les niveaux de condition physique

Les auto-évaluations, qui ne nécessitent pas d'équipement spécialisé ni de conseils d'experts, peuvent être un moyen utile d'examiner votre condition physique. Considérez les auto-vérifications utiles suivantes :

1. Évaluation des points forts

❖ Essayez d'effectuer des pompes ou des squats. Déterminez le nombre de tâches que vous pouvez terminer en une minute. La force musculaire et l'endurance sont évaluées par ce test simple.

❖ Vous pouvez effectuer des presses pectorales et des rangées assises à l'aide de bandes de résistance. Trouvez le niveau de résistance que vous pouvez tolérer facilement tout en conservant sa forme appropriée.

2. Évaluation de la flexibilité

❖ Asseyez-vous sur le sol avec vos jambes tendues devant vous pour effectuer le test assis et atteint. Avancez et touchez vos orteils. Découvrez jusqu'où vous pouvez aller. Ce test évalue la flexibilité du bas du dos et des ischio-jambiers.

❖ Pour tester la flexibilité de vos épaules, levez-vous et étendez un bras derrière votre dos et un autre par-dessus votre épaule. Calculez la distance entre vos mains. Cela aide à évaluer la souplesse des épaules.

3. Évaluation de l'équilibre

❖ Sans aide, restez debout aussi longtemps que possible sur une jambe. Notez l'heure dans votre agenda. Au fur et à mesure que votre équilibre s'améliore, prolongez progressivement le temps passé sur chaque jambe à partir des 10 premières secondes.

❖ Mettez un pied devant l'autre et gardez-le là pour faire un stand tandem. Vous vous en sortirez très bien si vous parvenez à maintenir cette posture pendant dix secondes sans glisser !

4. Évaluation de l'endurance cardiovasculaire

❖ Gardez une trace du temps qu'il vous faut pour parcourir un kilomètre à un rythme confortable. Vous avez construit une base respectable d'endurance cardiovasculaire si vous parvenez à la terminer en 20 minutes.

❖ Trouvez une plate-forme ou une marche solide. Après trois minutes de montée et de descente, vérifiez votre fréquence cardiaque. Une bonne forme cardiovasculaire se traduit par une récupération rapide.

5. Évaluation des points forts

❖ Aussi longtemps que vous le pouvez, gardez vos avant-bras et vos orteils en position de planche. Ce test évalue la stabilité et la résistance du noyau.

❖ Soulevez vos jambes du sol lorsque vous êtes assis sur une chaise. Découvrez combien de temps vous pouvez rester dans ce rôle. Cela affiche la stabilité et la force du noyau.

Conseils pour une consultation d'évaluation professionnelle

Les auto-évaluations sont utiles, mais consulter un expert en conditionnement physique ou un professionnel de la santé peut améliorer votre évaluation et vous fournir une vision plus complète de votre niveau de forme physique actuel. Les règles suivantes peuvent contribuer à garantir le succès des consultations :

1. Recherchez des physiologistes de l'exercice certifiés, des physiothérapeutes ou des entraîneurs physiques qui ont travaillé avec des personnes âgées. Leur expertise leur permet de fournir des évaluations et des suggestions personnalisées.

2. Renseignez-vous sur vos antécédents médicaux, vos prescriptions actuelles et toute intervention chirurgicale ou blessure antérieure avant de parler à un professionnel. L'expert pourra modifier son évaluation pour répondre à vos besoins uniques grâce à ces informations.

3. N'ayez pas peur de poser des questions sur la procédure d'évaluation, sur ce à quoi vous devez vous attendre et sur la manière dont votre plan de formation sera élaboré à l'aide des données. Vous vous sentirez plus autonome et maintiendrez votre enthousiasme dans votre parcours de remise en forme si vous comprenez la justification de chaque test.

4. Parlez de vos objectifs de mise en forme, comme augmenter votre force, votre endurance ou votre flexibilité. Les professionnels peuvent développer un programme qui correspond à leurs objectifs lorsqu'il existe une communication claire entre eux.

5. Pour vérifier votre capacité à accomplir les tâches quotidiennes, un spécialiste peut effectuer des examens fonctionnels. Ces évaluations vous aident à identifier les domaines particuliers du programme de formation sur lesquels vous concentrer.

6. Planifiez des consultations fréquentes avec votre expert en conditionnement physique pour évaluer votre développement et modifier votre programme d'entraînement si nécessaire. Des évaluations régulières peuvent vous garder responsable et motivé.

Inclure des évaluations dans votre parcours de remise en forme

Vous devez intégrer les résultats de votre auto-évaluation ou de votre consultation dans votre programme de musculation après avoir déterminé votre niveau de forme physique actuel. Voici comment procéder :

1. À l'aide des données acquises, créez un programme qui prend en compte à la fois vos avantages et vos inconvénients. Tout

en conservant vos points forts, concentrez-vous sur les domaines qui nécessitent du travail.

2. À l'aide des résultats de votre évaluation, établissez des objectifs SMART : spécifiques, mesurables, réalisables, pertinents et limités dans le temps. Par exemple, essayez d'effectuer cinq squats de poids corporel supplémentaires en quatre semaines.

3. Tous les quelques mois, réévaluez votre niveau de forme physique pour suivre vos progrès. Célébrez vos succès et ajustez vos entraînements et vos objectifs si nécessaire.

4. Soyez prêt à modifier votre programme d'entraînement à mesure que vous avancez. Faites attention à votre corps et demandez conseil à un professionnel pour savoir comment vous adapter si vous vous sentez fatigué ou mal à l'aise.

5. Vous pouvez maintenir la cohérence de vos entraînements en effectuant des évaluations régulières. Apporter des améliorations peut renforcer votre estime de soi et vous motiver à maintenir vos objectifs de mise en forme.

Pour les seniors qui débutent un programme de musculation, déterminer votre niveau de forme physique grâce à des autotests et des consultations est une première étape cruciale. Vous pouvez modifier vos entraînements pour qu'ils soient sûrs, efficaces et conformes à vos objectifs de mise en forme en étant conscient de votre niveau de capacité actuel. Savoir où vous en êtes vous aidera à prendre de meilleures décisions concernant vos objectifs de forme physique et de santé, que vous décidiez de vous évaluer ou de demander conseil à un professionnel. Acceptez ce processus et gardez à l'esprit que vous vous rapprochez d'une version plus saine et meilleure de vous-même à chaque pas que vous faites.

L'équipement Nécessaire Pour Les Exercices De Musculation Pour Seniors

L'entraînement en force aide à inverser la perte musculaire liée à l'âge, augmente la densité osseuse, améliore la mobilité et favorise l'autonomie, ce qui en fait un élément crucial de la santé et de la forme physique des seniors, en particulier pour les plus de 70 ans. Cependant, il est essentiel de comprendre les différents types d'équipement. disponibles, leurs avantages et comment les utiliser de manière sûre et efficace avant de commencer un programme de musculation. Les outils de musculation populaires destinés aux seniors, tels que les haltères, les bandes de résistance, les exercices de poids corporel et les tapis de sécurité, seront abordés dans cet aperçu de l'équipement.

1. Haltères

Les haltères sont des poids petits et légers disponibles dans une variété de tailles, allant de un à cinquante livres. En raison de leur grande polyvalence, ils peuvent être utilisés pour une variété d'exercices axés sur différentes zones musculaires. Les seniors devraient commencer avec des poids plus légers (1 à 5 livres) et les augmenter progressivement à mesure que leur force et leur confiance en eux s'améliorent.

Les exercices avec haltères comprennent des squats pondérés, des presses à épaules, des extensions de triceps et des boucles de biceps. Utilisez le formulaire approprié pour éviter tout dommage. Les personnes âgées doivent faire de l'exercice avec précaution, en se concentrant sur leur posture et leur préhension pour éviter tout inconfort au dos ou aux poignets.

2. Bandes de résistance

Les bandes de résistance sont des bandes élastiques qui, lorsqu'elles sont étirées, offrent des niveaux de résistance variables. Ils sont parfaits pour les personnes âgées qui n'ont pas beaucoup de place pour les équipements d'exercice car ils sont légers et portables. L'épaisseur des bandes de résistance varie, indiquant le degré de résistance qu'elles offrent.

Des exercices tels que des rangées assises, des presses pectorales et des extensions de jambes peuvent tous être effectués à l'aide de bandes de résistance. Pour plus de soutien, ils peuvent être enroulés autour d'une chaise ou fixés à un objet solide. Les personnes âgées doivent s'assurer que la bande est solidement fixée avant de commencer tout exercice afin d'éviter qu'elle ne recule et ne provoque des blessures. Il est également crucial de garder un œil sur l'état des bracelets et de les échanger s'ils montrent des signes d'usure ou de dommages.

3. Exercices utilisant uniquement le poids corporel

Les exercices au poids corporel offrent une résistance en utilisant le poids de l'individu. Ces exercices sont très bénéfiques pour améliorer la flexibilité, la force et l'équilibre. Les exercices courants au poids du corps comprennent les planches, les pompes, les fentes et les squats.

Pour les personnes âgées, les squats sur chaise, les pompes murales et les levées de jambes assises sont d'excellents exercices de début. Vous pouvez modifier ces exercices pour les adapter à différents niveaux de forme physique. Garder la bonne forme est essentiel pour prévenir les blessures. Pour développer progressivement leur force, les seniors devraient commencer par des variations plus faciles, comme des pompes murales plutôt que des pompes régulières.

4. Des tapis pour la sécurité

Les tapis de sécurité réduisent les risques de dommages pendant les activités en offrant une surface rembourrée capable d'absorber les impacts. Pour les personnes âgées, qui peuvent être plus sujettes aux chutes et aux accidents, ils sont particulièrement importants.

Des tapis de sécurité peuvent être installés dans les espaces d'entraînement désignés, notamment pour les étirements et les exercices au sol. Le tapis doit être placé sur une surface plane pour éviter de glisser. Vérifiez régulièrement l'usure du tapis et remplacez-le si nécessaire pour garantir la sécurité.

5. Chaises et équipement pour la stabilité

De nombreuses séances d'entraînement bénéficient du soutien et de la stabilité qu'offre une chaise robuste. Des exercices comme les squats sur chaise et les levées de jambes assises peuvent être effectués sur une chaise en position assise ou en équilibre. Des outils de stabilité supplémentaires, comme des ballons de stabilité ou des coussins d'équilibre, peuvent également contribuer à améliorer la stabilité et la force de base.

Les exercices pour les seniors comprennent des levées de jambes, des flexions de bras assis et des exercices assis-debout modifiés assistés par une chaise. Les coussins d'équilibre peuvent être utilisés pour l'entraînement de stabilité, tandis que les ballons de stabilité peuvent être utilisés pour les exercices de base assis. Évitez les chaises qui pourraient glisser ou basculer et assurez-vous qu'elles sont solides et sécurisées. Assurez-vous que les ballons de stabilité sont en bon état et suffisamment gonflés avant de les utiliser.

6. Autres choix d'équipement

Bien que les équipements susmentionnés offrent une base solide pour l'entraînement en force, les seniors peuvent également vouloir prendre en compte les choix suivants, en fonction de leurs besoins et objectifs particuliers :

❖ Gilets lestés : Les exercices avec poids corporel peuvent être rendus plus difficiles en portant un gilet lesté, qui ajoute de la résistance. Les personnes âgées devraient néanmoins commencer avec des poids plus légers pour éviter des efforts inutiles.

❖ Rouleaux en mousse : Les rouleaux en mousse peuvent augmenter la flexibilité et la guérison des muscles. Après l'exercice, ils pourraient améliorer la mobilité et réduire l'inconfort.

❖ Blocs de yoga : en fournissant soutien et stabilité, les blocs de yoga peuvent faciliter une variété d'étirements et de poses lors de l'intégration d'un entraînement de flexibilité et d'équilibre.

En conclusion, les seniors de plus de 70 ans ont besoin de disposer du matériel de musculation adapté. En découvrant les avantages et comment utiliser les haltères, les bandes de résistance, les exercices de poids corporel, les tapis de sécurité et autres équipements, les personnes âgées peuvent améliorer leur force, leur flexibilité et leur qualité de vie générale. L'expérience d'exercice est améliorée et les personnes âgées sont encouragées à considérer l'entraînement en force comme un élément crucial de leur parcours de bien-être en créant un espace d'entraînement bien organisé et facilement accessible. Avec un entraînement de force constant qui donne la priorité à la sécurité et à une croissance progressive, les personnes âgées peuvent retrouver leur force, leur indépendance et leur vitalité.

L'importance D'aménager Un Espace D'exercice Sûr Et Facilement Accessible À La Maison

Pour toute personne souhaitant maintenir ou améliorer sa condition physique, notamment les personnes âgées, disposer d'un endroit sécuritaire et pratique pour s'entraîner à la maison est essentiel. En plus de rendre l'entraînement plus agréable, un environnement adapté réduit également le risque de blessure et favorise l'engagement dans un programme de remise en forme. Nous examinons ici les nombreuses facettes et avantages d'offrir aux seniors un lieu de formation sûr et facilement accessible.

1. Facteurs de sécurité

La sécurité est la principale justification pour concevoir un environnement de formation unique. Notre risque de blessure augmente avec l'âge et le contexte dans lequel nous faisons de l'exercice affecte considérablement ce risque. Des zones en désordre ou encombrées peuvent entraîner des trébuchements, des chutes et d'autres accidents. Ce sont là quelques considérations de sécurité cruciales.

❖ Dégager les allées : Assurez-vous que les obstacles tels que les tapis, les meubles et les ornements sont retirés de l'espace d'exercice. Lors de l'exercice, un chemin dégagé et dégagé favorise les mouvements en toute sécurité et réduit le risque de chute.

❖ Surfaces antidérapantes : Dans la mesure du possible, équipez l'espace d'exercice de revêtements de sol ou de tapis antidérapants. Ceci est particulièrement important pour les personnes âgées qui pourraient avoir du mal à maintenir leur équilibre. Vous pouvez maintenir votre équilibre tout au long de divers étirements et entraînements en utilisant des surfaces antidérapantes.

❖ Éclairage suffisant : tout espace de formation doit disposer d'un éclairage adéquat. Pour éviter les accidents provoqués par une mauvaise visibilité, assurez-vous que la zone est bien éclairée. Pour améliorer votre humeur et votre concentration tout au long de différents types d'exercices, pensez à utiliser un éclairage réglable.

❖ Un équipement facilement accessible ne devrait pas nécessiter de tendre la main ou de forcer. Pour éviter toute flexion ou étirement dommageable, gardez les poids, bandes de résistance ou autres objets à portée de main.

2. Accessibilité

Aménager un espace d'exercice accessible est essentiel, notamment pour les seniors. Lorsqu'un lieu est facilement accessible, les gens sont plus susceptibles de l'utiliser. Voici comment rendre les choses plus accessibles :

❖ Emplacement : Choisissez une aire d'exercice bien située, idéalement au rez-de-chaussée de la maison. Les sous-sols et greniers accessibles par des escaliers doivent être évités car ils pourraient être effrayants et dissuader une utilisation régulière.

❖ Disposition flexible : organisez l'espace pour prendre en charge une gamme d'exercices et de mouvements. Il convient à différents niveaux de condition physique grâce à sa disposition personnalisable, qui permet des activités debout et assises.

❖ Meubles de soutien : installez des bancs ou des sièges confortables pour vous détendre pendant les entraînements assis ou entre les exercices. Les personnes âgées peuvent s'impliquer davantage car elles savent qu'elles peuvent se reposer en paix si nécessaire.

❖ Variété d'équipement : assurez-vous que l'espace d'entraînement dispose d'une gamme d'équipements adaptés à différents niveaux de compétence et de condition physique. Il peut s'agir d'un tapis de yoga, de ballons de stabilité, de bandes de résistance ou même de petits haltères. Les seniors peuvent expérimenter leurs programmes d'entraînement et trouver ce qui leur convient le mieux lorsqu'ils disposent d'une variété de possibilités.

3. Avantages psychologiques

Un espace de sport attrayant et bien entretenu peut avoir un impact psychologique important. Les gens sont plus susceptibles d'être motivés et enthousiastes à l'idée de s'entraîner lorsque l'environnement est attrayant. Voici quelques méthodes pour améliorer les éléments psychologiques :

❖ Personnalisez l'espace d'exercice avec des plantes, des paroles de motivation ou des images. Ces éléments peuvent favoriser une atmosphère accueillante qui favorise une attitude positive pendant la formation.

❖ Espace dédié : Vous pouvez isoler psychologiquement votre temps d'entraînement des autres activités en disposant d'une salle d'entraînement séparée. Cela peut créer un modèle et indiquer au cerveau qu'il est temps de donner la priorité à la forme physique et à la santé.

❖ Température confortable : assurez-vous que la pièce est maintenue à une température confortable. Les personnes âgées peuvent être découragées de faire de l'exercice s'il fait trop chaud ou trop froid. Pour créer une atmosphère confortable, pensez à utiliser des radiateurs ou des ventilateurs.

❖ Divertissement et musique : certaines personnes pensent que regarder des vidéos en arrière-plan ou écouter de la musique améliore leurs entraînements. Pour améliorer l'attractivité de l'espace, pensez à installer un système audio ou une tablette capable de diffuser des listes de lecture musicales ou des DVD d'exercices.

4. Promouvoir la cohérence

Encourager la cohérence des routines d'exercice nécessite également de concevoir une zone d'entraînement à la fois accessible et sûre. Une atmosphère conviviale peut encourager des séances d'entraînement régulières, et la cohérence est la clé pour atteindre les objectifs de remise en forme :

❖ Établissement d'une routine : les gens peuvent établir une routine d'exercice régulière s'ils ont un endroit spécifique. En formant une habitude, cette régularité facilite l'inclusion de l'exercice dans votre horaire quotidien.

❖ Diminution des obstacles : Il est plus simple de démarrer une séance d'exercice lorsque tout est préparé et prêt à démarrer. Les seniors qui disposent d'une chambre bien organisée sont plus susceptibles de s'en tenir à leur programme de remise en forme et de surmonter les obstacles qui les empêchent de s'entraîner.

❖ Suivi des progrès : Il est simple de suivre vos progrès lorsque votre poste de travail est bien organisé. Voir des progrès peut renforcer la motivation et encourager des efforts constants, qu'ils soient enregistrés dans un cahier ou sur un graphique affiché dans la zone d'entraînement.

5. Interactions sociales

Les liens sociaux peuvent améliorer toute l'expérience d'entraînement pour de nombreuses personnes âgées. Il peut y avoir d'autres avantages à aménager un espace adapté à la formation de groupe :

❖ Pensez à inviter des membres de votre famille ou des amis à vous entraîner. L'exercice devient plus agréable et moins solitaire lorsqu'un espace de sport partagé encourage les contacts sociaux.

❖ Ateliers pour groupes : Si l'espace le permet, pensez à organiser des ateliers en petits groupes ou à demander à des instructeurs d'animer des séances. Les participants peuvent ainsi développer un sentiment de responsabilité et de communauté.

❖ Engagement virtuel : les exercices virtuels sont populaires dans le monde numérique d'aujourd'hui. Assurez-vous que le cadre est approprié pour les vidéoconférences ou les cours en ligne avec vos proches, permettant ainsi une interaction sociale même lorsque les personnes sont éloignées.

Les personnes âgées qui souhaitent améliorer leur condition physique et leur bien-être général doivent mettre en place un gymnase à domicile sûr et pratique. En mettant l'accent sur l'accessibilité et la sécurité et en créant une atmosphère motivante, les gens peuvent développer une relation positive avec l'exercice. En plus de réduire le risque de blessure, ce cadre particulier encourage la régularité et les interactions sociales, ce qui conduit à un mode de vie plus sain et plus actif. La qualité de vie, la confiance et la santé des personnes âgées peuvent être améliorées en consacrant du temps et de l'énergie à la conception d'un espace de formation de premier ordre.

CHAPITRE 3 : LA SÉCURITÉ AVANT TOUT : CONSEILS ET MÉTHODES

Techniques D'échauffement Adaptées Pour Préparer Les Articulations Et Les Muscles

Tout programme de conditionnement physique doit inclure un échauffement décent, mais c'est particulièrement important pour les personnes âgées qui font de la musculation. Notre flexibilité et notre mobilité peuvent être compromises à mesure que nous vieillissons en raison de changements dans nos muscles et nos articulations. L'échauffement est donc non seulement bénéfique mais également essentiel pour prévenir les blessures et améliorer les performances.

L'importance de l'échauffement

1. Améliore la circulation sanguine : l'échauffement entraîne une augmentation progressive de votre fréquence cardiaque, ce qui améliore la circulation sanguine vers vos muscles. L'oxygène et les nutriments nécessaires à la fonction musculaire sont fournis par cette augmentation du flux sanguin, préparant les muscles à une activité plus exigeante.

2. Augmente la flexibilité : les échauffements aident à rendre les muscles et les tissus conjonctifs plus flexibles. En permettant une plus grande amplitude de mouvement pendant l'exercice, cette flexibilité améliorée réduit le risque d'entorses et de foulures.

3. Préparation mentale : Vous pouvez également vous préparer psychologiquement à votre entraînement avec un bon échauffement. Il agit comme une pause entre les tâches quotidiennes et l'exercice, vous permettant de vous concentrer sur vos objectifs de remise en forme et les entraînements que vous prévoyez d'effectuer.

4. Réduit le risque de blessure : Le potentiel des activités d'échauffement pour réduire le risque de blessure est l'un de leurs avantages les plus importants. Vous pouvez réduire vos risques de blessures en augmentant progressivement l'intensité de votre entraînement pour donner à votre corps le temps de s'adapter aux exigences physiques de l'activité.

5. Améliore les performances : des échauffements effectués correctement peuvent améliorer les performances en général. Vous pourrez peut-être soulever des poids plus lourds ou effectuer des exercices avec une meilleure forme lorsque vos muscles sont correctement développés, ce qui pourrait conduire à des entraînements plus efficaces.

Éléments d'un programme d'échauffement réussi

Les étirements actifs et un échauffement général sont souvent les deux parties principales d'une routine d'échauffement.

1. Échauffement général : pour augmenter votre fréquence cardiaque et réchauffer votre corps, effectuez des mouvements rythmés et de faible intensité. Le but est d'augmenter progressivement votre fréquence cardiaque tout en augmentant le flux sanguin.

2. Étirement dynamique : Cette technique consiste à déplacer certaines parties du corps dans toute leur amplitude de mouvement une fois que vous vous êtes échauffé. Il facilite une meilleure préparation de vos articulations et de vos muscles aux exercices que vous allez effectuer.

Exemple d'exercice d'échauffement pour seniors

Ces activités d'échauffement approfondies sont idéales pour les personnes âgées et peuvent être terminées en 10 à 15 minutes :

1. Marcher ou marcher sur place (5 minutes) : Commencez par marcher sur place ou en vous promenant dans la pièce. Concentrez-vous sur le balancement naturel de vos bras et sur le levage un peu de vos jambes.

2. Cercles de bras : tenez vos bras sur le côté en position debout ou assise pendant une minute. Après 30 secondes de dessin de petits cercles, passez dans la direction opposée pendant 30 secondes supplémentaires.

3. Balançoires de jambes (2 minutes) : Balancez une jambe d'avant en arrière pendant 10 à 15 répétitions, puis changez de jambe tout en vous tenant à une surface solide pour vous soutenir.

4. Torsades du corps (1 minute) : laissez vos bras suivre pendant que vous tournez doucement votre corps d'un côté à l'autre tout en gardant vos pieds écartés à la largeur des épaules. Prenez une minute pour jouer.

5. Cercles de hanches (1 minute) : placez vos mains sur vos hanches et déplacez-les en cercle pendant 30 secondes dans une direction, puis dans la direction opposée pendant encore 30 secondes.

6. Levées de jambes : levez-vous, soulevez une jambe jusqu'à votre poitrine, maintenez-la là pendant un moment, puis abaissez-la. Cet exercice dure une minute. Les jambes doivent être changées pendant une minute.

7. Backbend assis (1 minute) : posez vos pieds à plat sur le sol et asseyez-vous sur une chaise. Penchez-vous lentement en arrière tout en plaçant vos mains sur vos genoux et en

cambrant légèrement votre colonne vertébrale. Revenez à la position verticale après avoir tenu pendant quelques secondes.

8. Étirement latéral assis (1 minute) : Pour ressentir un étirement sur votre côté, soulevez un bras au-dessus de votre tête et penchez-vous de l'autre côté. Après quelques secondes de maintien, retournez les côtés.

Conseils pour un échauffement réussi

❖ Pendant que vous vous échauffez, faites attention à ce que ressent votre corps. Tout mouvement provoquant de la douleur ou de l'inconfort doit être modifié ou évité complètement.

❖ Restez hydraté en buvant de l'eau avant et pendant votre entraînement.

❖ Vous êtes invités à modifier les exercices d'échauffement en fonction de votre niveau de confort et de toute restriction ou condition physique unique.

Pour les seniors qui font de la musculation, un programme d'échauffement approprié est crucial. Il améliore les performances, réduit les risques de dommages et prépare le corps physiquement et mentalement. Vous pouvez créer les bases d'un excellent entraînement qui améliore votre force, votre vitalité et votre santé à mesure que vous vieillissez en incorporant des étirements dynamiques et des exercices d'échauffement général à votre programme de remise en forme. Demandez toujours conseil à un expert en conditionnement physique ou à votre médecin avant de commencer un nouveau programme d'exercices, en particulier si vous souffrez de problèmes de santé sous-jacents.

Éviter Les Blessures Et Identifier Les Signes De Surmenage

Notre santé globale dépend de notre capacité à continuer d'être physiquement actif à mesure que nous vieillissons, notamment grâce à l'entraînement en force. Il est cependant tout aussi important d'identifier les signes de surmenage et de prendre des mesures préventives pour éviter les dommages. Cette connaissance augmente non seulement l'efficacité de l'exercice, mais protège également notre santé, nous permettant de continuer à mener une vie active pendant de nombreuses années.

Le surmenage se produit lorsque le corps est surmené, entraînant de la fatigue, des tensions musculaires ou des dommages globaux. Les personnes âgées doivent comprendre leurs limites et apprendre à écouter leur corps, car celui-ci pourrait ne pas guérir aussi rapidement qu'avant. Les gens peuvent éviter des blessures et des revers plus graves dans leur parcours de remise en forme en reconnaissant les premiers signes de surmenage.

Indications typiques du surmenage

1. Lassitude accrue : Bien qu'une certaine fatigue soit normale après un exercice, une fatigue excessive ou prolongée peut être le signe d'un surmenage. Cela peut indiquer que vous vous surmenez si vous ressentez une fatigue ou une paresse

inhabituelle pendant quelques jours après une séance d'exercice.

2. Douleurs et douleurs musculaires : des exercices nouveaux ou plus intenses provoquent souvent de légères douleurs musculaires. D'un autre côté, une douleur persistante qui dure plus de quelques jours pourrait indiquer des dommages ou une tension musculaire. Il est crucial de faire la différence entre une douleur aiguë ou invalidante et un inconfort normal.

3. Essoufflement : bien qu'un essoufflement puisse survenir lors d'un exercice intense, il devrait rapidement revenir à la normale après l'arrêt. Vous pourriez vous surmener si vous souffrez de dyspnée pendant plus de quelques minutes ou si cela se produit pendant que vous dormez.

4. Étourdissements ou étourdissements : une sensation d'étourdissement pendant ou après une activité physique est un signal d'alarme. Cela peut être le signe d'une hypoglycémie, d'une déshydratation ou d'un effort. Arrêtez immédiatement de faire de l'exercice si vous avez des étourdissements et, s'ils persistent, consultez un médecin.

5. Palpitations cardiaques : bien qu'une fréquence cardiaque élevée soit normale pendant une activité physique, si vous ressentez des battements de cœur irréguliers ou si vous sentez votre cœur battre après l'arrêt, cela peut être un signe de surmenage. Vous pouvez rester dans des limites de sécurité

lorsque vous faites de l'exercice en surveillant votre fréquence cardiaque.

6. Douleurs articulaires : Bien qu'un certain inconfort soit normal, en particulier lors du démarrage d'un nouveau programme d'exercices, des douleurs articulaires persistantes, une raideur ou un gonflement peuvent indiquer une blessure ou un excès. Vous devez faire une pause et réévaluer votre technique et vos choix d'exercices si vous ressentez des douleurs articulaires lors de mouvements particuliers.

7. Changements d'humeur : trop d'exercice peut avoir un impact négatif sur votre bien-être mental en entraînant du désespoir, de la frustration ou de l'impatience. Il est peut-être temps de réévaluer votre programme de remise en forme si vous constatez des changements d'humeur importants ou une anxiété accrue pendant vos entraînements.

Utiliser des pratiques judicieuses pour prévenir les blessures

La première étape pour prévenir les blessures consiste à identifier les signes de surmenage. Le risque de blessure lors de l'entraînement en force et d'autres activités physiques peut être réduit grâce à l'utilisation de stratégies intelligentes.

1. Commencez lentement et graduellement : il est important que les personnes âgées passent progressivement à un programme de musculation. Commencez par des mouvements faciles qui

utilisent uniquement votre poids corporel ou une résistance minimale. Au fur et à mesure que votre force et votre confiance augmentent, augmentez progressivement la durée, l'intensité et la complexité des entraînements.

2. Écoutez votre corps : Il est essentiel de développer la capacité d'être attentif à votre corps. Vous devriez arrêter si quelque chose ne vous convient pas. Donnez à votre corps le repos dont il a besoin pour récupérer. N'ayez pas peur de modifier ou d'omettre les exercices qui causent de l'inconfort.

3. Échauffement et récupération : le respect d'exercices d'échauffement et de récupération appropriés peut réduire considérablement le risque de blessure. Pour préparer les muscles et les articulations à l'exercice, échauffez-vous pendant cinq à dix minutes avec des étirements dynamiques et de légers mouvements cardiovasculaires. Étirez-vous légèrement lorsque vous vous rafraîchissez après avoir fait de l'exercice pour améliorer la flexibilité et la récupération.

4. Buvez beaucoup d'eau : La déshydratation peut entraîner de la fatigue, des étourdissements et une baisse des performances physiques. Restez hydraté en buvant de l'eau avant, pendant et après l'entraînement, surtout s'il fait chaud ou si l'exercice est exigeant.

5. Sélectionnez les bons entraînements : sélectionnez des exercices adaptés à votre niveau de forme physique et à toute

condition médicale sous-jacente. Consultez un expert en conditionnement physique si vous ne savez pas si un programme d'entraînement est sûr et bénéfique pour vous.

6. Maintenir une forme correcte : Garder votre forme correcte pendant les exercices est crucial pour prévenir les blessures. Évitez d'utiliser votre élan pour terminer vos entraînements et maintenir un bon alignement et une bonne posture. Consultez un entraîneur qualifié spécialisé dans le fitness pour seniors si vous n'êtes pas clair sur votre forme.

7. Planifiez des jours de repos : il est important de donner à votre corps suffisamment de temps pour récupérer entre les entraînements afin d'éviter les problèmes de surutilisation. Diversifiez vos routines et prévoyez des jours de repos fréquents pour éviter de surcharger les mêmes groupes musculaires.

8. Participez à un entraînement croisé : inclure une gamme d'exercices physiques vous aidera à éviter les blessures et le surmenage. Par exemple, pour réduire les risques de blessures dues au surmenage et élaborer un programme de remise en forme complet, combinez l'entraînement en force avec des activités à faible impact comme le yoga, la natation ou la marche.

9. Faites attention à la nutrition : bien manger favorise la santé globale et la guérison. Adoptez une alimentation équilibrée,

riche en glucides, en graisses saines et en protéines pour favoriser la récupération musculaire et alimenter vos entraînements.

10. Parlez à des professionnels de la santé : parlez à votre médecin ou à votre physiothérapeute avant de commencer tout nouveau programme d'exercices, en particulier si vous souffrez de problèmes de santé sous-jacents. En fonction des exigences et des limites de la santé de chacun, ils peuvent prodiguer des conseils personnalisés.

Les personnes âgées qui pratiquent un entraînement en force doivent être conscientes des signaux d'alarme du surmenage et savoir comment prévenir les blessures. Vous pouvez bénéficier de l'entraînement en force tout en réduisant les risques si vous faites attention à votre corps et utilisez des techniques sûres. Gardez à l'esprit que le maintien de votre santé physique vous permet de mener une vie active et épanouissante, et que la forme physique est l'effort d'une vie. La sécurité doit toujours passer en premier, et si vous avez des doutes concernant votre programme d'exercice, n'hésitez pas à demander de l'aide.

CHAPITRE 4 : 60 EXERCICES DE MUSCULATION POUR SENIORS

Donner la priorité à la sécurité et à la préparation est crucial avant de commencer votre programme de musculation. Pour obtenir des conseils personnalisés, les personnes de plus de 70 ans ou celles ayant des problèmes médicaux préexistants doivent s'adresser à un professionnel de la santé. Pour prévenir les blessures et préparer les muscles et les articulations à l'activité, un échauffement complet est indispensable. Tout au long de vos entraînements, faites attention à votre technique et faites attention à votre corps. Si vous ressentez une douleur qui dépasse la lassitude habituelle, arrêtez et modifiez votre routine si nécessaire. Au fur et à mesure que vous gagnez en confort, augmentez progressivement l'intensité de vos entraînements en commençant avec moins de poids ou de bandes de résistance.

Buvez beaucoup d'eau avant, pendant et après vos séances d'entraînement, car rester hydraté est également crucial. Chaque séance doit se terminer par une récupération comprenant de légers étirements pour favoriser la flexibilité et la réparation musculaire. L'American Council on Exercise (ACE) et le National Institute on Aging fournissent des informations utiles sur la préservation de la santé grâce à des routines d'exercice sûres ; pour plus de conseils sur les pratiques sécuritaires et les directives d'exercice spécifiques aux personnes âgées, consultez leurs ressources.

1. Torsion de la colonne vertébrale

Instructions :

1. Asseyez-vous droit sur une chaise, les pieds à plat sur le sol et les genoux fléchis.
2. Placez votre main droite sur le dossier de la chaise.
3. Tournez votre torse vers la droite, en passant votre bras gauche sur votre corps pour maintenir l'extérieur de votre genou droit.
4. Maintenez la torsion pendant 15 à 30 secondes tout en respirant profondément, puis revenez lentement au centre.
5. Répétez sur le côté gauche.

Avantages :

1. Améliore la flexibilité et la mobilité de la colonne vertébrale.
2. Stimule les organes abdominaux pour faciliter la digestion.
3. Soulage les tensions du dos et des épaules.

2. Étirement de la poitrine

Instructions :

1. Asseyez-vous bien droit, les pieds à plat sur le sol et les épaules détendues.
2. Entrelacez vos doigts derrière votre dos et redressez vos bras.

3. Soulevez doucement vos bras et serrez vos omoplates l'une contre l'autre.
4. Maintenez la position pendant 15 à 20 secondes en respirant profondément.
5. Relâchez lentement et revenez à la position de départ.

Avantages :

1. Augmente la flexibilité de la poitrine et des épaules.
2. Améliore la posture en neutralisant les épaules arrondies.
3. Ouvre la poitrine pour une meilleure capacité respiratoire.

3. Étirement de l'arrière de la cuisse

Instructions :

1. Asseyez-vous sur le bord d'une chaise avec votre jambe gauche tendue droit devant vous.
2. Gardez le dos droit et penchez-vous lentement en avant sur votre jambe tendue.
3. Atteignez vos orteils et maintenez l'étirement pendant 20 à 30 secondes.
4. Revenez à la position verticale et changez de jambe.

Avantages :

1. Augmente la flexibilité des ischio-jambiers.
2. Aide à prévenir les tensions dans le bas du dos.

3. Améliore la mobilité pour les mouvements quotidiens comme la marche.

4. Du genou à la poitrine

Instructions :

1. Asseyez-vous sur une chaise solide, les pieds à plat sur le sol.
2. Amenez un genou vers votre poitrine, en le tenant à deux mains.
3. Maintenez la position pendant 15 à 30 secondes tout en gardant le dos droit.
4. Abaissez la jambe et répétez avec le genou opposé.

Avantages :

1. Soulage les tensions dans le bas du dos.
2. Améliore la flexibilité de la hanche et l'amplitude des mouvements.
3. Étirez doucement les fessiers et les ischio-jambiers.

5. Rotations de la cheville

Instructions :

1. Asseyez-vous confortablement et soulevez légèrement un pied du sol.

2. Faites pivoter la cheville dans un mouvement circulaire dans le sens des aiguilles d'une montre pendant 10 à 15 secondes.
3. Inversez la direction pendant encore 10 à 15 secondes.
4. Répétez avec l'autre cheville.

Avantages :

1. Améliore la flexibilité de la cheville et l'amplitude des mouvements.
2. Améliore la circulation sanguine dans le bas des jambes.
3. Aide à prévenir les raideurs et les blessures à la cheville.

6. Curls de bras assis

Instructions :

1. Asseyez-vous droit, les pieds à plat sur le sol et tenez un haltère léger dans chaque main, les paumes tournées vers l'avant.
2. Pliez lentement vos coudes, en ramenant les poids vers vos épaules.
3. Tenez brièvement, puis abaissez les poids de manière contrôlée.
4. Effectuez 8 à 12 répétitions pour chaque bras.

Avantages :

1. Renforce les biceps et améliore la force des bras.

2. Augmente le tonus musculaire du haut du corps.
3. Améliore la force de préhension et la coordination.

7. Curls biceps avec bande de résistance

Instructions :

1. Asseyez-vous sur une chaise avec une bande de résistance sous vos pieds.
2. Tenez le bracelet avec les paumes tournées vers le haut et les coudes près de votre corps.
3. Enroulez lentement la bande vers vos épaules.
4. Abaissez-le dans un mouvement contrôlé et répétez l'opération pendant 8 à 10 répétitions.

Avantages :

1. Développe la force des biceps sans poids lourds.
2. Améliore l'endurance musculaire des bras.
3. Améliore la stabilité des articulations des coudes et des poignets.

8. Rangée assise avec bande de résistance

Instructions :

1. Asseyez-vous sur une chaise solide avec les pieds à plat et placez une bande de résistance sous vos pieds.

2. Tenez le bracelet à deux mains, les bras tendus devant vous.
3. Tirez la bande vers votre taille, en gardant les coudes près de vos côtés.
4. Revenez lentement à la position de départ et répétez l'opération pendant 10 à 12 répétitions.

Avantages :

1. Renforce le haut du dos et les épaules.
2. Améliore la posture en ciblant les muscles du dos.
3. Augmente la stabilité des muscles des épaules et du haut du bras.

9. Presse pectorale à bandes avec bande de résistance

Instructions :

1. Enroulez une bande de résistance autour du dossier d'une chaise ou de votre dos.
2. Tenez les extrémités de la bande à deux mains, les coudes pliés sur les côtés.
3. Appuyez vers l'avant jusqu'à ce que les bras soient complètement étendus, puis revenez à la position de départ.
4. Effectuez 8 à 12 répétitions.

Avantages :

1. Renforce la poitrine, les épaules et les triceps.

2. Améliore la stabilité du haut du corps.
3. Améliore le mouvement fonctionnel pour les activités de poussée quotidiennes.

10. Rangée courbée avec bande de résistance

Instructions :

1. Placez le milieu d'une bande de résistance sous vos pieds et tenez-vous debout, les pieds écartés à la largeur des épaules.
2. Pliez légèrement les hanches et tenez le bracelet à deux mains.
3. Tirez la bande vers votre taille, en gardant les coudes près de votre corps.
4. Abaissez-le lentement et répétez l'opération pendant 10 à 12 répétitions.

Avantages :

1. Renforce les muscles du dos et améliore la posture.
2. Engage le noyau pour une meilleure stabilité.
3. Augmente la force fonctionnelle pour les mouvements de traction.

11. Pompes sur chaise

Instructions :

1.   Placez les mains sur le bord d'une chaise solide, écartées à la largeur des épaules.
2.   Reculez vos pieds pour créer une pente, en gardant votre corps droit.
3.   Abaissez votre poitrine vers la chaise, puis remontez-la.
4.   Répétez l'opération pendant 8 à 10 répétitions.

Avantages :

1.   Développe la force de la poitrine, des épaules et des triceps.
2.   Améliore l'endurance du haut du corps.
3.   Améliore la stabilité et l'équilibre du noyau.

12. Tarauds pour les orteils

Instructions :

1.   Asseyez-vous sur le bord d'une chaise, les pieds à plat sur le sol.
2.   Alternez en soulevant chaque pied et en le tapotant légèrement sur le sol.
3.   Répétez l'opération pour 15 à 20 tapotements sur chaque pied.

Avantages :

1. Renforce le bas des jambes et améliore la circulation.
2. Améliore la mobilité et la stabilité de la cheville.
3. Améliore la coordination et le contrôle des pieds.

13. Élévations de jambes étendues

Instructions :

1. Asseyez-vous bien sur une chaise, les pieds à plat sur le sol.
2. Étendez une jambe tout droit, maintenez la position pendant quelques secondes, puis abaissez-la.
3. Répétez sur la jambe opposée, en alternant 10 répétitions par jambe.

Avantages :

1. Renforce les quadriceps et les fléchisseurs de la hanche.
2. Augmente la mobilité et le contrôle du bas du corps.
3. Améliore la stabilité et la posture en position assise.

14. Marche assise sur la hanche

Instructions :

1. Asseyez-vous droit, les pieds à plat et le dos droit.
2. Soulevez un genou vers votre poitrine, puis abaissez-le.
3. Alternez les jambes, marchez pendant 15 à 20 répétitions.

Avantages :

1. Améliore la mobilité des hanches et la force des jambes.
2. Améliore la coordination et l'équilibre.
3. Prend en charge les activités quotidiennes comme la marche et la position debout.

15. Élévations de mollets

Instructions :

1. Placez-vous derrière une chaise et tenez-la pour vous soutenir.
2. Soulevez vos talons du sol et montez-les sur la pointe des pieds.
3. Abaissez lentement vos talons et répétez l'opération pendant 12 à 15 répétitions.

Avantages :

1. Renforce les muscles du mollet pour plus de stabilité.
2. Améliore l'équilibre et l'endurance du bas des jambes.
3. Améliore la circulation dans le bas du corps.

16. Cercles de cheville

Instructions :

1. Asseyez-vous droit sur une chaise et soulevez un pied du sol.

2. Faites pivoter votre cheville dans le sens des aiguilles d'une montre pendant 10 secondes, puis dans le sens inverse des aiguilles d'une montre.
3. Changez de pied et répétez pendant 10 secondes dans chaque direction.

Avantages :

1. Améliore la flexibilité de la cheville et l'amplitude des mouvements.
2. Améliore la mobilité articulaire.
3. Réduit la raideur et améliore la circulation dans les chevilles.

17. Tirage thoracique avec bande de résistance

Instructions :

1. Tenez une bande de résistance à deux mains avec les bras tendus devant vous.
2. Tirez la bande vers l'extérieur, en gardant vos bras tendus, jusqu'à ce que vous sentiez une pression dans le haut du dos et la poitrine.
3. Ramenez lentement les bras à la position de départ et répétez l'opération pendant 10 à 12 répétitions.

Avantages :

1. Renforce la poitrine, les épaules et le haut du dos.
2. Améliore l'endurance du haut du corps et le tonus musculaire.
3. Améliore la posture et la stabilité.

18. Élévation latérale avec bande de résistance

Instructions :

1. Tenez-vous debout, les pieds écartés à la largeur des épaules et marchez au centre de la bande de résistance.
2. Tenez les extrémités du bracelet dans chaque main à vos côtés.
3. Soulevez vos bras sur les côtés jusqu'à ce qu'ils atteignent la hauteur des épaules, en gardant les coudes légèrement pliés.
4. Redescendez lentement et répétez pour 10 à 12 répétitions.

Avantages :

1. Renforce la force et la stabilité des épaules.
2. Améliore la mobilité des bras et l'amplitude des mouvements.
3. Tonifie et façonne les muscles des épaules.

19. Bande de traction pour triceps avec bande de résistance

Instructions :

1. Tenez-vous debout avec une extrémité d'une bande de résistance sous votre pied.
2. Tenez l'autre extrémité avec votre main opposée derrière votre tête.
3. Étendez votre bras vers le haut, en redressant complètement votre coude.
4. Abaissez lentement le bras et répétez 10 répétitions de chaque côté.

Avantages :

1. Renforce les triceps et le haut des bras.
2. Améliore l'extension et la mobilité des bras.
3. Prend en charge les mouvements fonctionnels quotidiens impliquant d'atteindre et de soulever.

20. Pompes murales

Instructions :

1. Tenez-vous face à un mur et placez vos mains à la largeur des épaules, à hauteur de poitrine.
2. Reculez légèrement et penchez-vous vers le mur.

3. Abaissez votre poitrine vers le mur en pliant les coudes, puis repoussez.
4. Effectuez 10 à 12 répétitions.

Avantages :

1. Renforce la poitrine, les épaules et les triceps.
2. Fournit un entraînement sûr et à faible impact pour le haut du corps.
3. Aide à améliorer la posture et la stabilité.

21. Curl biceps avec bande de résistance

Instructions :

1. Tenez-vous debout, les pieds sur la bande de résistance, en tenant les extrémités avec les paumes vers le haut.
2. Gardez les coudes près de votre corps pendant que vous repliez vos mains vers vos épaules.
3. Abaissez lentement et répétez pour 10 à 12 répétitions.

Avantages :

1. Développe la force et l'endurance des biceps.
2. Augmente le tonus musculaire du haut des bras.
3. Améliore la force de préhension.

22. Squats partiels

Instructions :

1. Tenez-vous debout, les pieds écartés à la largeur des hanches, les mains sur une surface solide ou devant vous pour garder l'équilibre.
2. Abaissez-vous à mi-hauteur comme si vous étiez assis, en gardant vos genoux alignés sur vos orteils.
3. Relevez-vous et répétez pour 10 à 15 répétitions.

Avantages :

1. Renforce les quadriceps et les fessiers.
2. Augmente l'endurance des jambes.
3. Soutient la stabilité et la mobilité du genou.

23. Fentes sur chaise

Instructions :

1. Tenez-vous derrière une chaise, en la tenant pour vous soutenir.
2. Reculez d'un pied et descendez en position de fente.
3. Remontez, revenez debout et changez de côté.
4. Répétez l'opération pour 8 à 10 répétitions sur chaque jambe.

Avantages :

1. Renforce la force et l'équilibre des jambes.
2. Augmente la flexibilité des hanches et des genoux.
3. Améliore la coordination et la mobilité.

24. Squats assis et debout

Instructions :

1. Asseyez-vous sur le bord d'une chaise, les pieds écartés à la largeur des hanches.
2. Poussez sur vos talons pour vous lever, puis asseyez-vous lentement.
3. Effectuez 10 à 12 répétitions.

Avantages :

1. Renforce les jambes, notamment les quadriceps et les fessiers.
2. Améliore la force fonctionnelle pour les tâches quotidiennes.
3. Améliore l'équilibre et la stabilité.

25. Extensions de jambes

Instructions :

1. Asseyez-vous droit sur une chaise, les pieds à plat sur le sol.

2. Étendez une jambe tout droit et maintenez-la pendant un moment.
3. Abaissez-le, puis changez de jambe.
4. Alternez 10 à 12 répétitions sur chaque jambe.

Avantages :

1. Renforce les quadriceps et soutient la fonction du genou.
2. Améliore la stabilité des articulations.
3. Améliore la mobilité des jambes pour marcher et se tenir debout.

26. Curl ischio-jambiers debout

Instructions :

1. Tenez-vous droit, les pieds écartés à la largeur des hanches, en vous tenant à une chaise ou un mur solide pour vous soutenir.
2. Pliez lentement un genou en ramenant votre talon vers vos fessiers. Gardez votre cuisse droite et évitez de vous pencher en avant.
3. Abaissez votre jambe à la position de départ et répétez avec l'autre jambe.
4. Effectuez 12 à 15 répétitions sur chaque jambe, en vous concentrant sur l'engagement de vos ischio-jambiers tout au long du mouvement.

Avantages :

1. Cible les ischio-jambiers, qui jouent un rôle crucial dans la mobilité, la posture et la marche.
2. Se tenir debout sur une jambe pendant l'exercice contribue à améliorer l'équilibre et la stabilité globale.
3. Étirez doucement les muscles de l'arrière de vos jambes, améliorant ainsi leur flexibilité au fil du temps.

27. Extension de jambe assise avec bande de résistance

Instructions :

1. Asseyez-vous sur une chaise, le dos droit et les pieds à plat sur le sol. Fixez une bande de résistance autour de votre cheville et attachez-la à un objet solide.
2. Étendez lentement une jambe devant vous, en la gardant droite, jusqu'à ce que votre jambe soit parallèle au sol.
3. Tenez pendant une seconde, puis abaissez lentement votre jambe jusqu'à la position de départ.
4. Répétez l'opération pour 12 à 15 répétitions sur chaque jambe, en gardant le mouvement contrôlé.

Avantages :

1. Cible les quadriceps, améliorant la force et l'endurance des jambes.
2. Aide à l'extension du genou, essentielle aux mouvements fonctionnels et à la santé globale du genou.
3. Améliore la stabilité du bas du corps en renforçant les muscles autour de l'articulation du genou.

28. Burpees modifiés

Instructions :

1. Tenez-vous debout, les pieds écartés à la largeur des épaules. Pliez les genoux et placez vos mains sur le sol devant vous.
2. Reculez une jambe, suivie de l'autre, en position de planche.
3. Avancez une jambe, puis l'autre, pour revenir en position debout.
4. Répétez l'opération pour 8 à 12 répétitions, en vous concentrant sur la forme plutôt que sur la vitesse.

Avantages :

1. Cible les jambes, le tronc, les bras et la poitrine, offrant un entraînement complet du corps en un seul mouvement.
2. Augmente la fréquence cardiaque, améliorant ainsi la santé cardiovasculaire et l'endurance.

3. La combinaison de différents mouvements met à l'épreuve la coordination et l'équilibre.

29. Planche de chaise modifiée

Instructions :

1. Asseyez-vous au bord d'une chaise solide, les mains posées sur le bord. Reculez vos pieds pour que votre corps forme une ligne droite de la tête aux talons.
2. Engagez votre tronc et maintenez la position pendant 15 à 30 secondes, en vous assurant que votre corps reste droit.
3. Gardez vos épaules directement au-dessus de vos poignets et évitez l'affaissement des hanches.
4. Augmentez progressivement la durée à mesure que votre force s'améliore.

Avantages :

1. Engage les muscles centraux, favorisant la force et la stabilité.
2. Favorise une posture saine en renforçant les muscles qui maintiennent votre colonne vertébrale alignée.
3. Renforce les épaules, les bras et les jambes, améliorant ainsi l'équilibre et la stabilité globale.

30. Squats de base

Instructions :

1. Tenez-vous debout, les pieds écartés à la largeur des épaules et les orteils légèrement pointés vers l'extérieur.
2. Abaissez vos hanches vers l'arrière et vers le bas comme si vous étiez assis sur une chaise, en gardant votre poitrine levée et vos genoux derrière vos orteils.
3. Abaissez jusqu'à ce que vos cuisses soient parallèles au sol, puis poussez sur vos talons pour revenir en position debout.
4. Répétez l'opération pour 12 à 15 répétitions, en vous concentrant sur le maintien d'une forme appropriée tout au long du mouvement.

Avantages :

1. Cible les quadriceps, les ischio-jambiers et les fessiers, renforçant ainsi la force des jambes et des hanches.
2. Améliore la flexibilité et l'amplitude des mouvements du bas du corps, en particulier au niveau des hanches et des genoux.
3. Aide à maintenir des articulations saines du genou et de la hanche en favorisant un bon alignement et une bonne fonction.

31. Étirement des squats debout

Instructions :

1. Tenez-vous debout, les pieds plus larges que la largeur des épaules, les orteils légèrement pointés vers l'extérieur.
2. Abaissez vos hanches vers l'arrière et vers le bas en position accroupie, en gardant votre poitrine levée et vos genoux alignés avec vos orteils.
3. Maintenez le squat pendant 20 à 30 secondes, en sentant l'étirement à l'intérieur de vos cuisses et de vos hanches.
4. Relevez-vous lentement et répétez pendant 2-3 séries.

Avantages :

1. Cible l'intérieur des cuisses et des hanches, améliorant la flexibilité dans ces zones.
2. Cela vous aide à approfondir votre squat tout en conservant une bonne forme.
3. Favorise l'activation des muscles du bas du corps, améliorant ainsi la force et l'endurance globales.

32. Étirements des hanches du Hula Hoop

Instructions :

1. Tenez-vous debout, les pieds écartés à la largeur des épaules, en tenant un cerceau (ou cerceau imaginaire) à hauteur de taille.
2. Commencez par balancer doucement vos hanches dans un mouvement circulaire, en essayant d'imiter le mouvement du hula hoop.
3. Effectuez pendant 30 secondes à 1 minute dans chaque direction, en maintenant un mouvement fluide et contrôlé.
4. Répétez l'opération pour 2-3 séries.

Avantages :

1. Aide à étirer et à relâcher les hanches, qui peuvent être tendues en position assise ou inactive.
2. Engage les muscles centraux lorsque vous faites pivoter vos hanches, améliorant ainsi la force globale du tronc.
3. Le mouvement circulaire met au défi la coordination et l'équilibre, améliorant ainsi la mobilité globale.

33. Étirement des épaules

Instructions :

1. Tenez-vous debout ou asseyez-vous droit, les épaules détendues.
2. Passez un bras sur votre poitrine et tenez-le avec votre main opposée juste au-dessus du coude.
3. Rapprochez doucement le bras de votre poitrine, en sentant un étirement sur votre épaule.
4. Maintenez l'étirement pendant 20 à 30 secondes, puis changez de bras et répétez.

Avantages :

1. Étire les deltoïdes, contribuant ainsi à améliorer la mobilité des épaules.
2. Libère les tiraillements et les tensions dans les épaules, fréquents en position assise ou en mauvaise posture.
3. Améliore l'amplitude de mouvement de l'articulation de l'épaule, réduisant ainsi le risque de blessure lors des activités quotidiennes.

34. Menton baissé

Instructions :

1. Asseyez-vous ou tenez-vous debout, le dos droit et les épaules détendues.
2. Descendez lentement votre menton vers votre poitrine, permettant à votre cou de s'étirer.
3. Maintenez la position pendant 15 à 30 secondes, en respirant profondément et en détendant les muscles de votre cou.
4. Revenez lentement à la position neutre et répétez 2 à 3 fois.

Avantages :

1. Soulage les tiraillements dans le cou et le haut du dos, qui peuvent être causés par une mauvaise posture ou le stress.
2. En étirant les muscles du cou, cela peut aider à améliorer la posture globale.
3. Augmente la flexibilité du cou, réduisant ainsi l'inconfort dû à une position assise prolongée ou à une utilisation prolongée de l'ordinateur.

35. Ouvre-bras

Instructions :

1. Tenez-vous droit, les pieds écartés à la largeur des épaules et les bras tendus devant vous à hauteur d'épaule.

2. Ouvrez grand vos bras en rapprochant vos omoplates.
3. Contractez les muscles de votre dos et maintenez l'étirement pendant 15 à 30 secondes.
4. Ramenez vos bras à la position de départ et répétez l'opération pendant 5 à 10 répétitions.

Avantages :

1. Étire la poitrine et les épaules avant, aidant à contrecarrer les effets de l'affaissement.
2. Améliore la flexibilité des épaules et du haut du dos.
3. Favorise une meilleure posture en renforçant les muscles du haut du dos.

36. Rotation du torse à double genou

Instructions :

1. Allongez-vous sur le dos, les genoux pliés et les pieds à plat sur le sol.
2. Gardez vos bras sur les côtés, paumes vers le bas.
3. Abaissez lentement les deux genoux d'un côté, en gardant vos épaules au sol.
4. Maintenez la position pendant quelques secondes, puis revenez au centre et faites pivoter de l'autre côté. Répétez l'opération pour 8 à 12 répétitions de chaque côté.

Avantages :

1. Améliore la flexibilité rotationnelle de la colonne vertébrale, améliorant ainsi la mobilité globale.
2. Étire doucement le bas du dos et soulage les tiraillements.
3. Engage les muscles centraux, améliorant l'équilibre et la stabilité.

37. Presse au-dessus des épaules

Instructions :

1. Tenez-vous debout, les pieds écartés à la largeur des épaules, en tenant des haltères ou une bande de résistance à la hauteur des épaules.
2. Appuyez sur les poids au-dessus de votre tête, en étendant complètement vos bras.
3. Abaissez les poids à la hauteur des épaules avec contrôle.
4. Répétez l'opération pour 10 à 12 répétitions, en vous concentrant sur le maintien d'un tronc solide et d'une posture stable.

Avantages :

1. Cible les deltoïdes et autres muscles du haut du corps, améliorant ainsi la force des épaules.
2. Engage les muscles du dos et du tronc pour soutenir une meilleure posture.

3. Améliore la stabilité et l'endurance musculaire des épaules et des bras.

38. Haussements d'épaules

Instructions :

1. Tenez-vous debout ou asseyez-vous, le dos droit et les bras le long du corps.
2. Soulevez les deux épaules vers vos oreilles, en les serrant vers le haut.
3. Abaissez vos épaules, relâchant la tension.
4. Répétez l'opération pour 12 à 15 répétitions, en vous concentrant sur l'amplitude des mouvements et le contrôle.

Avantages :

1. Aide à relâcher les tensions des muscles du cou et du haut du dos.
2. Cible les muscles trapèzes, améliorant ainsi la force du haut du dos.
3. Aide à détendre les muscles tendus des épaules, favorisant une meilleure posture et un meilleur alignement.

39. Curl avec haltères

Instructions :

1. Tenez-vous debout avec un haltère dans chaque main, les bras complètement étendus et les paumes tournées vers l'avant.
2. Enroulez les haltères vers vos épaules, en gardant vos coudes près de votre torse.
3. Abaissez lentement les poids jusqu'à la position de départ.
4. Répétez l'opération pendant 10 à 12 répétitions, en vous concentrant sur le contrôle du mouvement.

Avantages :

1. Cible les biceps, améliorant la force et le tonus des bras.
2. Développe l'endurance musculaire dans les bras, soutenant le mouvement fonctionnel.
3. Aide à améliorer la force de préhension, ce qui est bénéfique pour diverses activités quotidiennes.

40. Une rangée de bras

Instructions :

1. Tenez-vous debout avec un pied en avant, en plaçant une main sur un banc ou une chaise pour vous soutenir.
2. Tenez un haltère dans l'autre main en gardant le bras tendu vers le sol.

3. Tirez l'haltère vers votre hanche, en serrant les muscles de votre dos pendant que vous soulevez.
4. Abaissez le poids avec contrôle et répétez l'opération pour 10 à 12 répétitions de chaque côté.

Avantages :

1. Renforce le grand dorsal, les rhomboïdes et les pièges, améliorant ainsi la posture.
2. Travaille les biceps et les avant-bras en plus du dos.
3. Améliore la stabilité de base en exigeant un équilibre pendant l'exercice.

41. Élévation latérale assise

Instructions :

1. Asseyez-vous les pieds à plat sur le sol et un haltère dans chaque main.
2. Levez les deux bras sur les côtés jusqu'à ce qu'ils soient parallèles au sol, en gardant les coudes légèrement pliés.
3. Abaissez lentement vos bras jusqu'à la position de départ.
4. Répétez l'opération pour 10 à 12 répétitions, en assurant un mouvement contrôlé tout au long de l'exercice.

Avantages :

1. Cible les muscles deltoïdes, améliorant ainsi la force et la mobilité des épaules.
2. Aide à ouvrir la poitrine et les épaules, empêchant ainsi l'affaissement.
3. Développe l'endurance et la force du haut du corps, en soutenant les mouvements fonctionnels.

42. Exercice du pont fessier

Instructions :

1. Allongez-vous sur le dos, les genoux pliés et les pieds à plat sur le sol, écartés à la largeur des hanches.
2. Appuyez sur vos talons pour soulever vos hanches vers le plafond, formant une ligne droite allant de vos genoux à vos épaules.
3. Maintenez la position du pont pendant 3 à 5 secondes avant de redescendre vos hanches vers le sol.
4. Répétez l'opération pour 10 à 15 répétitions, en vous concentrant sur l'engagement de vos fessiers et de votre tronc.

Avantages :

1. Cible les fessiers et les muscles du bas du dos, améliorant ainsi la force du bas du corps.

2. Engage le noyau pour maintenir la stabilité pendant le mouvement.

3. Renforce la chaîne postérieure, aidant à améliorer la posture et à réduire les douleurs lombaires.

43. Chien oiseau

Instructions :

1. Commencez en position de table avec vos poignets sous vos épaules et vos genoux sous vos hanches.

2. Étendez votre bras droit vers l'avant tout en étendant simultanément votre jambe gauche vers l'arrière.

3. Maintenez la position pendant 3 à 5 secondes, puis revenez à la position de départ.

4. Répétez du côté opposé et continuez pendant 10 à 12 répétitions de chaque côté.

Avantages :

1. Engage à la fois le tronc et les membres, améliorant l'équilibre et la coordination.

2. Cible les muscles abdominaux et inférieurs du dos, améliorant ainsi la force globale du tronc.

3. Développe la coordination entre le haut et le bas du corps, améliorant ainsi les schémas de mouvement globaux.

44. Push-Up à genoux sur l'épaule

Instructions :

1. Commencez en position de pompes à genoux, en gardant vos mains sous vos épaules et vos genoux sous vos hanches.
2. Effectuez une pompe en abaissant votre poitrine jusqu'au sol et en la remontant.
3. En haut des pompes, tapotez votre épaule gauche avec votre main droite, puis ramenez votre main au sol.
4. Répétez l'opération pour 8 à 12 répétitions, en alternant les tapes sur les épaules après chaque pompe.

Avantages :

1. Cible les pectoraux, les triceps et les épaules.
2. Engage les muscles centraux pour aider à stabiliser le corps pendant le mouvement.
3. Le tapotement sur l'épaule ajoute un défi d'équilibre, favorisant la coordination et la stabilité.

45. Extension du milieu du dos

Instructions :

1. Allongez-vous sur le ventre, les bras tendus devant vous et les jambes tendues.

2. Soulevez lentement votre poitrine et le haut de votre corps du sol tout en gardant le bas de votre corps en contact avec le sol.
3. Maintenez la position pendant quelques secondes, puis redescendez.
4. Répétez l'opération pendant 8 à 12 répétitions, en vous concentrant sur l'utilisation des muscles de votre dos pour soulever plutôt que de vos bras.

Avantages :

1. Cible les érecteurs de la colonne vertébrale, améliorant ainsi la force et la stabilité du bas du dos.
2. Aide à corriger une mauvaise posture en renforçant les muscles responsables de l'alignement de la colonne vertébrale.
3. Renforcer les muscles du dos peut réduire l'inconfort et le risque de blessures au dos.

46. redressements assis

Instructions :

1. Allongez-vous sur le dos, les genoux pliés et les pieds à plat sur le sol, écartés à la largeur des hanches.
2. Placez vos mains derrière votre tête ou croisées sur votre poitrine.
3. Engagez vos muscles centraux et soulevez le haut de votre corps vers vos genoux, en expirant lorsque vous vous levez.

4. Abaissez lentement le haut de votre corps jusqu'à la position de départ et répétez l'opération pendant 10 à 15 répétitions.

Avantages :

1. Cible les muscles abdominaux, améliorant ainsi la force et la stabilité globales du tronc.
2. Des muscles centraux plus forts peuvent aider à améliorer la posture et à prévenir l'affaissement.
3. Augmente la flexibilité de la colonne vertébrale et du bas du dos en engageant les muscles sur une gamme complète de mouvements.

47. Genouillère Squat Curl

Instructions :

1. Tenez-vous debout, les pieds écartés à la largeur des épaules et tenez un haltère dans chaque main.
2. Abaissez-vous en position accroupie en pliant les genoux et en repoussant vos hanches vers l'arrière.
3. Pendant que vous vous relevez, effectuez une flexion des biceps et soulevez votre genou droit vers votre poitrine.
4. Répétez l'opération pour 10 à 12 répétitions, en alternant les jambes à chaque boucle de squat.

Avantages :

1. Engage simultanément les quadriceps, les ischio-jambiers, les fessiers, les biceps et les muscles centraux.
2. Combine l'entraînement en force avec l'équilibre, améliorant la coordination et la motricité.
3. La combinaison de schémas de mouvements contribue à améliorer la forme cardiovasculaire.

48. Élévations de mollets

Instructions :

1. Tenez-vous debout, les pieds écartés à la largeur des hanches et les mains posées sur une chaise ou un mur pour vous soutenir.
2. Montez lentement sur la pointe de vos pieds, en soulevant vos talons aussi haut que possible.
3. Maintenez le haut pendant une seconde, puis abaissez vos talons.
4. Répétez l'opération pour 12 à 15 répétitions, en vous concentrant sur toute l'amplitude des mouvements.

Avantages :

1. Cible les muscles gastrocnémien et soléaire des mollets, améliorant ainsi la force du bas de la jambe.

2. Augmente la proprioception et l'équilibre en travaillant les muscles stabilisateurs des jambes.

3. Favorise la circulation sanguine vers le bas des jambes, réduisant ainsi le risque de crampes et de raideurs.

49. Demi-squats

Instructions :

1. Tenez-vous debout, les pieds écartés à la largeur des épaules et les bras tendus devant vous pour plus d'équilibre.

2. Pliez vos genoux et abaissez votre corps en position accroupie, en vous arrêtant lorsque vos cuisses sont parallèles au sol.

3. Poussez sur vos talons pour revenir en position debout.

4. Répétez l'opération pendant 12 à 15 répétitions, en vous assurant que vos genoux ne dépassent pas vos orteils.

Avantages :

1. Cible les quadriceps, les ischio-jambiers et les fessiers sans exercer de pression excessive sur les genoux.

2. Aide à améliorer la flexibilité et la mobilité des hanches, des genoux et des chevilles.

3. Travaille à renforcer la force des jambes, ce qui favorise une meilleure fonction articulaire et réduit le risque de blessure.

50. Prise de squat

Instructions :

1. Tenez-vous debout, les pieds écartés à la largeur des épaules et les bras tendus devant vous.
2. Abaissez votre corps en position accroupie, en gardant vos genoux alignés avec vos orteils et vos cuisses parallèles au sol.
3. Maintenez la position accroupie pendant 20 à 30 secondes, en conservant une forme appropriée.
4. Relevez-vous lentement et répétez pendant 2-3 séries.

Avantages :

1. Cible les quadriceps, les fessiers et les ischio-jambiers, améliorant ainsi la force du bas du corps.
2. Des prises comme celle-ci améliorent l'endurance musculaire des jambes et du tronc.
3. Aide à renforcer les muscles responsables du maintien d'une bonne posture.

51. Pas à pas élevé

Instructions :

1. Tenez-vous debout, les pieds écartés à la largeur des hanches et les bras le long du corps.

2. Soulevez votre genou droit le plus haut possible vers votre poitrine, puis abaissez-le.
3. Alternez les jambes, en soulevant chaque genou à hauteur de marche.
4. Répétez pendant 30 secondes, en augmentant progressivement le rythme.

Avantages :

1. Cible les fléchisseurs de la hanche et les muscles des cuisses, favorisant ainsi la force des jambes.
2. Augmente la fréquence cardiaque, offrant un entraînement cardiovasculaire à faible impact.
3. Améliore la flexibilité articulaire et la coordination entre le haut et le bas du corps.

52. Marche du talon aux orteils

Instructions :

1. Tenez-vous debout, les pieds joints et les bras le long du corps.
2. Avancez avec votre pied droit en plaçant votre talon directement devant votre orteil gauche.
3. Continuez à marcher en ligne droite, en touchant le talon de chaque pied avec la pointe de l'autre pied pendant que vous marchez.

4. Effectuez cette opération pendant 10 à 15 étapes, puis inversez la direction.

Avantages :

1. Aide à améliorer l'équilibre et la coordination en mettant à l'épreuve votre stabilité pendant la marche.
2. Travaille sur la stabilité et la mobilité de la cheville, qui sont importantes pour la prévention des chutes.
3. Favorise une meilleure mécanique de marche et une meilleure posture.

53. Étirement des fléchisseurs de hanche debout

Instructions :

1. Tenez-vous droit et reculez avec votre pied droit, en pliant votre genou gauche à un angle de 90 degrés.
2. Poussez doucement vos hanches vers l'avant pour étirer l'avant de votre hanche droite.
3. Maintenez la position pendant 15 à 30 secondes, puis changez de côté.
4. Répétez 2 à 3 fois de chaque côté pour un étirement plus profond.

Avantages :

1. Étire les fléchisseurs de la hanche, qui peuvent devenir tendus en cas de position assise prolongée.
2. Améliore la flexibilité de l'articulation de la hanche, réduisant ainsi la raideur.
3. L'étirement des fléchisseurs de la hanche peut aider à prévenir les maux de dos causés par les muscles tendus.

54. Étirement des mollets

Instructions :

1. Tenez-vous face à un mur avec vos mains posées dessus pour vous soutenir.
2. Reculez un pied en gardant les deux pieds à plat sur le sol et pliez le genou avant.
3. Appuyez votre talon arrière dans le sol pour ressentir l'étirement du mollet.
4. Tenez pendant 15 à 30 secondes, puis changez de jambe.

Avantages :

1. Aide à relâcher les tensions dans les mollets, favorisant la flexibilité.
2. Des étirements réguliers peuvent réduire le risque de crampes musculaires.

3. Augmente la mobilité de la cheville, favorisant ainsi un meilleur mouvement dans les activités quotidiennes.

55. Étirement des fessiers

Instructions :

1. Asseyez-vous sur le sol, les jambes tendues devant vous.
2. Croisez votre cheville droite sur votre genou gauche, formant une forme en quatre.
3. Appuyez doucement sur votre genou droit vers le sol pour approfondir l'étirement.
4. Maintenez la position pendant 20 à 30 secondes, puis changez de côté.

Avantages :

1. Aide à soulager les tensions dans les fessiers, souvent causées par une position assise prolongée.
2. Étire les muscles fessiers, favorisant une meilleure flexibilité des hanches.
3. Soulager les tensions dans les fessiers peut réduire les douleurs et l'inconfort dans le bas du dos.

56. Cercles de cou

Instructions :

1. Asseyez-vous ou debout, le dos droit et les épaules détendues.
2. Descendez lentement votre menton vers votre poitrine et faites pivoter votre tête dans un mouvement circulaire.
3. Effectuez le mouvement lentement dans une direction pendant 5 à 10 rotations, puis changez de direction.
4. Répétez pendant 1 à 2 minutes, en maintenant un mouvement détendu et contrôlé.

Avantages :

1. Soulage les tiraillements et les raideurs du cou et des épaules.
2. Augmente l'amplitude des mouvements du cou, améliorant ainsi la flexibilité.
3. Des mouvements doux du cou peuvent aider à évacuer le stress et favoriser la relaxation.

57. Étirement de la poitrine

Instructions :

1. Tenez-vous debout, les pieds écartés à la largeur des épaules et les mains jointes derrière le dos.
2. Redressez vos bras et soulevez-les doucement pour ouvrir votre poitrine.

3. Maintenez la position pendant 20 à 30 secondes en respirant profondément pour approfondir l'étirement.
4. Répétez 2 à 3 fois pour un étirement complet.

Avantages :

1. Aide à contrecarrer les effets de l'affaissement en ouvrant la poitrine.
2. En étirant la poitrine, cela favorise une meilleure posture et un meilleur alignement.
3. Libère les tensions dans le haut du dos et les épaules, améliorant ainsi la mobilité.

58. Étirement des quadriceps debout

Instructions :

1. Tenez-vous droit et tenez-vous à un objet solide pour garder votre équilibre, comme un mur ou une chaise.
2. Pliez un genou et ramenez votre pied vers vos fessiers, en saisissant votre cheville avec votre main.
3. Gardez vos genoux serrés et poussez doucement vos hanches vers l'avant pour approfondir l'étirement.
4. Maintenez l'étirement pendant 20 à 30 secondes, puis répétez avec l'autre jambe.

Avantages :

1. Aide à allonger les quadriceps, qui sont souvent tendus en
   position assise ou debout pendant de longues périodes.
2. Augmente la flexibilité à l'avant des cuisses, favorisant une
   meilleure mobilité des hanches et des genoux.
3. Soulage les tiraillements et l'inconfort dans le bas du corps,
   améliorant ainsi l'amplitude des mouvements.

59. Pompes

Instructions :

1. Commencez en position de planche avec vos mains
   légèrement plus larges que la largeur des épaules et vos pieds
   joints.
2. Abaissez votre corps vers le sol en pliant les coudes, en
   gardant le dos droit et le tronc engagé.
3. Repoussez jusqu'à la position de départ en étendant
   complètement vos bras.
4. Répétez l'opération pour 10 à 15 répétitions, en vous
   concentrant sur la forme et les mouvements réguliers.

Avantages :

1. Cible la poitrine, les épaules et les triceps, renforçant ainsi la
   force du haut du corps.

2. Engage le tronc pour aider à stabiliser le corps, améliorant ainsi la force globale du tronc.
3. Favorise le mouvement et la flexibilité des articulations des poignets, des épaules et des coudes.

60. Extensions de jambes assises

Instructions :

1. Asseyez-vous bien sur une chaise, les pieds à plat sur le sol et les genoux pliés à 90 degrés.
2. Étendez lentement une jambe devant vous, en gardant votre pied fléchi et vos orteils pointés vers le haut.
3. Maintenez la position pendant quelques secondes, puis redescendez lentement votre jambe.
4. Répétez l'opération pour 10 à 12 répétitions par jambe.

Avantages :

1. Cible les quadriceps et aide à améliorer la force des articulations du genou.
2. Des extensions de jambe effectuées régulièrement améliorent la flexibilité du genou et réduisent la raideur.
3. Favorise la circulation sanguine vers le bas des jambes, ce qui est important pour réduire l'enflure et améliorer la circulation.

CHAPITRE 5 : RELAXATION ET RESPIRATION POUR LA GUÉRISON

Techniques De Respiration Pour Améliorer La Relaxation Et L'endurance

Bien qu'elle soit l'un des processus biologiques les plus fondamentaux, la respiration est souvent considérée comme allant de soi. L'endurance mentale et physique peut être considérablement augmentée en comprenant et en utilisant la puissance de la respiration. Ceci est particulièrement crucial pour les personnes âgées, car le maintien d'un système respiratoire sain et l'adoption de bonnes techniques respiratoires peuvent améliorer la santé générale, augmenter les performances physiques et favoriser la sérénité. Afin d'améliorer l'endurance et de favoriser le calme, nous examinerons différentes stratégies respiratoires dans cette évaluation.

Parmi les nombreuses fonctions vitales de la respiration figurent l'élimination du dioxyde de carbone du corps, l'apport d'oxygène au corps et la régulation des processus biologiques. Lors de l'exercice, une bonne respiration est essentielle car elle garantit que les muscles reçoivent suffisamment d'oxygène pour produire de l'énergie. En revanche, une mauvaise respiration peut entraîner de la fatigue, de l'anxiété et une diminution des performances. L'apprentissage de techniques de respiration efficaces pourrait aider les personnes âgées atteintes d'une maladie cardiovasculaire ou d'une fonction pulmonaire altérée à accroître leur endurance lors des activités quotidiennes et de l'exercice.

Types de techniques de respiration

1. Respiration abdominale ou respiration diaphragmatique

Le diaphragme est entièrement engagé pendant la respiration diaphragmatique, ce qui permet aux poumons de se dilater et de se remplir d'air. Cette méthode peut augmenter la capacité pulmonaire, améliorer l'échange d'oxygène et favoriser la relaxation.

Instructions :

1. Choisissez une position confortable pour vous asseoir ou vous allonger.
2. Deux mains doivent être placées respectivement sur votre poitrine et votre abdomen.
3. Assurez-vous que votre diaphragme, et non votre poitrine, se soulève lorsque vous inspirez profondément par le nez.
4. Sentez votre ventre s'affaisser pendant que vous relâchez lentement le souffle par vos lèvres.
5. Respirez pendant quatre, maintenez pendant quatre et expirez pendant six, en visant un schéma modéré et cohérent.

En garantissant que leur corps reçoit suffisamment d'oxygène, une respiration diaphragmatique régulière peut aider les personnes âgées à augmenter leur endurance pendant les activités.

2. Respirer avec les lèvres pincées

Une méthode pour améliorer la respiration pendant une activité physique est appelée respiration à lèvres pincées. Cela peut aider les personnes âgées à améliorer leur endurance générale et à contrôler leur respiration.

Instructions :

1. Asseyez-vous ou tenez-vous confortablement debout.
2. Respirez lentement en deux temps par le nez.
3. Comme si vous alliez siffler, pincez les lèvres.
4. Pendant quatre temps, expirez doucement et lentement par les lèvres pincées.
5. Concentrez-vous sur la prolongation de votre expiration au-delà de la durée de votre inspiration.

En gardant les voies respiratoires ouvertes plus longtemps, cette méthode facilite un échange plus efficace de CO2 et d'oxygène. Les personnes âgées souffrant de dyspnée peuvent trouver cela particulièrement utile lors de l'exercice.

3. Respiration carrée, ou respiration en boîte

Une technique de respiration organisée qui favorise l'attention et la relaxation est la respiration en boîte. C'est un outil utile pour les personnes âgées qui pourraient se sentir mal à l'aise ou agitées, car il peut aider à réduire la tension et l'anxiété.

Instructions :

1. Gardez le dos droit lorsque vous êtes assis confortablement.
2. Prenez quatre respirations profondes par le nez.
3. Pour quatre chefs d'accusation, retenez votre souffle.
4. Quatre fois, relâchez votre souffle par la bouche.
5. Pendant quatre chefs d'accusation, retenez votre souffle une fois de plus.
6. Pendant plusieurs minutes, répétez le cycle.

La respiration en boîte peut aider à réduire les tensions, à favoriser la clarté mentale et à détendre l'esprit. Cette méthode favorise la relaxation et la récupération avant et après l'exercice.

4. Nadi Shodhana, ou respiration narine alternative.

Une technique de yoga qui vous aide à vous détendre et à équilibrer est la respiration alternée par les narines. Pour les personnes âgées en quête de calme et de clarté, c'est l'exercice parfait car il peut aider à réduire l'anxiété et à améliorer la concentration.

Instructions :

1. Gardez le dos droit lorsque vous êtes assis confortablement.
2. Bouchez votre narine droite avec votre pouce.
3. Prenez quatre respirations profondes par la narine gauche.
4. À l'aide de votre annulaire droit, fermez votre narine gauche et ouvrez votre droite.
5. Quatre fois, expirez par la narine droite.
6. Respirez en quatre temps par la narine droite.
7. Expirez quatre fois par la narine gauche après avoir fermé la droite.
8. Répétez plusieurs fois.

Pour les personnes âgées qui souhaitent réduire leur stress et améliorer leur bien-être général, cette méthode peut favoriser la relaxation et aider à la purification mentale.

5. Compter les respirations

Une technique simple mais puissante pour améliorer la conscience et la concentration consiste à compter la respiration. Il peut procurer une relaxation aux personnes âgées qui souffrent d'anxiété ou d'agitation.

Instructions :

1. Vous pouvez facilement vous asseoir ou vous allonger.

2. Respirez profondément et fermez les yeux.
3. Concentrez-vous sur votre respiration et comptez « un » pendant que vous inspirez.
4. Comptez « deux » en relâchant votre souffle.
5. Comptez vos respirations jusqu'à atteindre cinq, puis recommencez à une.
6. Ramenez votre esprit à votre respiration et comptez si elle s'égare.

En ramenant l'attention sur le présent, le comptage respiratoire favorise la relaxation et la sérénité. Cela fonctionne incroyablement bien pour promouvoir un état d'esprit calme et arrêter les pensées qui s'emballent.

Utiliser des méthodes de respiration dans des situations quotidiennes

Ces techniques de respiration doivent être intégrées aux routines quotidiennes pour profiter pleinement de leurs bienfaits. Les seniors peuvent bénéficier des conseils suivants :

1. Que ce soit le matin, juste avant de vous coucher ou juste après l'entraînement, prévoyez du temps chaque jour pour pratiquer les techniques de respiration.

2. Combinez avec l'activité physique : lorsque vous marchez, faites du yoga ou de la musculation, utilisez des techniques de

respiration. Respirez en tandem avec votre mouvement pour une performance et une relaxation optimales.

3. Aménagez un espace de détente : Choisissez un endroit calme et confortable dans votre maison où vous pourrez faire des exercices de respiration. Cet endroit a le potentiel d'améliorer la conscience et la relaxation.

4. Les personnes âgées doivent prêter attention à la façon dont leur corps réagit aux différentes techniques de respiration. Il est crucial de trouver les tactiques les plus efficaces et de les appliquer de manière cohérente.

5. Demandez conseil : les personnes âgées qui ne connaissent pas bien une technique peuvent bénéficier de séances guidées, qui peuvent être menées avec l'aide d'un professionnel de la santé, d'ateliers locaux ou de ressources en ligne.

Pour les seniors en particulier, la respiration est une technique très utile pour développer le calme et l'endurance. L'intégration de techniques de respiration telles que la respiration diaphragmatique, la respiration à lèvres pincées, la respiration en boîte, la respiration par narines alternées et le comptage des respirations dans les routines quotidiennes peut aider les personnes âgées à se sentir plus en paix et à mieux performer physiquement. L'adoption de ces habitudes donne aux gens la possibilité de vivre une vie plus heureuse et plus dynamique en plus d'améliorer leur santé.

Méthodes de relaxation qui favorisent la récupération après l'exercice

Donner la priorité à la récupération après l'exercice est essentiel pour favoriser le renouvellement et la réparation du corps. Pour les personnes âgées, dont le corps peut avoir besoin d'une aide supplémentaire pour récupérer après un effort physique, cela est particulièrement important. Inclure des exercices de relaxation dans votre programme post-entraînement peut améliorer votre humeur générale, accélérer votre récupération et réduire les douleurs musculaires. Voici quelques techniques de relaxation bénéfiques pour la récupération après l'exercice :

1. Étirements et refroidissement

Il est essentiel de se rafraîchir après l'entraînement pour éviter les étourdissements et réduire progressivement votre fréquence cardiaque. Votre activité de récupération peut réduire la tension musculaire et augmenter la flexibilité en incluant un peu d'étirements.

Instructions :

1. Des étirements statiques pour chaque groupe musculaire majeur doivent être effectués pendant 5 à 10 minutes après votre entraînement.
2. Pendant votre entraînement, concentrez-vous sur les zones les plus travaillées.
3. Étirez vos bras, vos jambes, votre dos et votre tronc après une séance de musculation.
4. Pendant 15 à 30 secondes, maintenez chaque étirement en respirant profondément.

Les étirements soulagent les tensions et les douleurs musculaires et augmentent la circulation. En faisant passer le corps d'un état actif à un état calme, il favorise également la relaxation.

2. PMR, ou relaxation musculaire progressive

Chaque groupe musculaire du corps peut être tendu puis détendu grâce à la technique de relaxation musculaire progressive. Cette technique peut favoriser le calme mental et aider à évacuer le stress physique lié à l'exercice.

Instructions :

1. Progressez depuis vos orteils.

2. Passez cinq secondes à contracter chaque groupe musculaire, puis lâchez prise et concentrez-vous sur la sensation de relaxation.
3. Prenez quelques secondes pour étirer vos orteils, par exemple, puis détendez-vous.
4. Progressez depuis vos pieds jusqu'à votre visage, vos bras, votre abdomen, vos cuisses et vos mollets.

PMR favorise une relaxation profonde et réduit les tensions musculaires. De plus, cela peut vous aider à vous sentir moins stressé et à mieux dormir.

3. Méditation et pleine conscience

En vous permettant de rester dans l'instant présent et de calmer votre esprit, les exercices de pleine conscience et de méditation peuvent considérablement faciliter votre récupération après une séance d'entraînement. Ces méthodes améliorent le bien-être mental et émotionnel global en encourageant la conscience de soi et la relaxation.

Instructions :

1. Trouvez un endroit calme où vous ne serez pas dérangé.
2. Gardez le dos droit lorsque vous êtes assis confortablement.
3. Fermez les yeux et concentrez-vous sur votre respiration tout en laissant vos pensées circuler librement.

4. Pour vous aider dans votre pratique, vous pouvez également utiliser des CD ou des applications proposant une méditation guidée.

La méditation et la pleine conscience peuvent contribuer à la clarté mentale, à l'amélioration de l'humeur et à la réduction du stress. Il a été démontré que la pratique fréquente améliore la récupération en abaissant les niveaux de cortisol, l'hormone du stress, dans le corps.

4. Tai Chi ou yoga doux

Après l'entraînement, faire du yoga léger ou du tai-chi vous aidera à vous étirer et à vous détendre tout en offrant une approche à faible impact pour vous détendre. Les deux approches mettent fortement l'accent sur l'équilibre, la conscience de la respiration et le mouvement délibéré.

Instructions :

1. Faites un exercice de yoga ou de tai-chi rapide et léger qui se concentre sur une respiration profonde et des mouvements calmes et contrôlés.
2. Les poses particulièrement apaisantes incluent Supine Twist, Child's Pose et Cat-Cow Pose.

Ces exercices réduisent les tensions musculaires, améliorent l'équilibre et augmentent la conscience du corps. Ils peuvent également réduire la fatigue après l'exercice et favoriser la relaxation.

5. Nutrition et hydratation

Bien qu'il ne s'agisse pas exactement d'une méthode apaisante, une bonne nutrition et de l'eau sont essentielles à la récupération après l'exercice. Manger des aliments riches en nutriments et boire beaucoup d'eau peut contribuer à la santé générale et à la récupération musculaire.

Instructions :

1. Pour rester hydraté, buvez beaucoup d'eau après l'entraînement.
2. Pensez à consommer une collation ou un repas sain comprenant des glucides, des protéines et de bonnes graisses.
3. Des toasts de grains entiers avec de l'avocat, une salade de protéines maigres ou un smoothie aux fruits et au yaourt sont d'autres options.

Une alimentation saine et un apport en eau aident les muscles à récupérer, réduisent le risque de douleur et reconstituent les réserves d'énergie. Après votre entraînement, ils contribuent également à la récupération générale, vous permettant ainsi de vous sentir mieux.

6. Prenez une douche ou un bain chaud

Après votre entraînement, vous pourrez vous détendre et récupérer en prenant un bain ou une douche chaude. La chaleur de l'eau favorise la circulation et détend les muscles endoloris.

Instructions :

1. Détendez-vous pendant 15 à 20 minutes dans un bain ou une douche chaude après votre entraînement.
2. Utilisez des sels d'Epsom ou des huiles parfumées comme la lavande pour vous aider à vous détendre encore plus.

L'eau chaude soulage la fatigue et apaise les muscles tendus. Vous pouvez vous détendre après une séance d'entraînement grâce à l'environnement tranquille, qui favorise également la relaxation mentale.

7. Mouvement léger

Après une séance d'exercice, des mouvements légers peuvent améliorer la circulation sanguine et réduire la raideur, ce qui facilitera le processus de guérison. La marche et le vélo léger sont des exemples d'exercices légers qui permettent au corps de bouger sans surcharger les muscles.

1. Après votre entraînement principal, pensez à vous étirer légèrement ou à faire une marche de dix à quinze minutes.

2. Pour profiter des avantages de la nature et du grand air, cela peut se faire en extérieur.

Un mouvement léger soulage la raideur et la douleur en éliminant les déchets métaboliques des muscles. Cela peut également améliorer l'humeur et le bien-être.

Pour les seniors en particulier, intégrer des techniques de relaxation à votre programme post-entraînement est essentiel pour une récupération optimale. L'amélioration de la guérison et du bien-être général sont facilités par les étirements, la respiration profonde, la relaxation musculaire progressive, la pleine conscience, le yoga doux et la consommation suffisante d'eau. Les aînés qui privilégient ces activités peuvent encourager un mode de vie plus sain et plus actif en développant un sentiment de calme et de relaxation en plus de contribuer à leur récupération physique.

CHAPITRE 6 : ÉTABLIR DES OBJECTIFS RÉALISABLES ET INSPIRANTS ET SUIVI DES RÉSULTATS

Tout programme de musculation efficace doit inclure la définition d'objectifs réalisables et inspirants et un suivi efficace des progrès, en particulier pour les personnes âgées de plus de 70 ans. Il est impossible d'exagérer l'importance d'avoir un objectif bien défini et un système de suivi fiable lorsque les gens se lancent dans leur parcours de remise en forme. . En plus de favoriser le dévouement, cette approche permet aux seniors de suivre leur développement, ce qui améliore leur santé et leur bien-être général.

L'importance des objectifs

Les objectifs agissent comme une feuille de route, guidant les gens vers les résultats qu'ils souhaitent. Les seniors peuvent devenir plus motivés et concentrés s'ils se fixent des objectifs SMART : spécifiques, mesurables, réalisables, pertinents et limités dans le temps. Les seniors peuvent rester sur la bonne voie en se fixant des objectifs clairs, qu'il s'agisse d'améliorer leur condition physique générale, leur équilibre ou leur force musculaire.

Types d'objectifs

1. Objectifs à court terme : ceux-ci peuvent être atteints en quelques semaines ou quelques mois et servir de tremplin vers des objectifs plus ambitieux. Un objectif à court terme peut être de s'étirer fréquemment pour augmenter la flexibilité ou d'effectuer un nombre spécifique d'exercices trois fois par semaine.

2. Objectifs à long terme : il s'agit d'objectifs globaux dont la réalisation peut nécessiter des mois, voire des années. Les exemples incluent le maintien de l'indépendance dans les tâches quotidiennes, le fait de soulever un certain poids et d'effectuer un certain nombre de répétitions d'un exercice.

Fixer des objectifs SMART

Les objectifs doivent respecter les critères SMART pour être efficaces :

1. Spécifique : Définissez clairement vos objectifs. Au lieu de dire : « Je veux devenir plus fort », dites : « Je veux faire 10 pompes murales consécutives ».

2. Mesurable : fournir des critères pour évaluer l'avancement. Par exemple, "Je souhaite augmenter le poids de mes boucles d'haltères de 5 livres à 10 livres en trois mois."

3. Atteignable : Établissez des objectifs réalistes en fonction de votre niveau de forme physique actuel. Par exemple, « je pratiquerai des levées de jambes assises trois fois par semaine ».

4. Pertinent : vérifiez que l'objectif correspond à vos forces motrices et à vos objectifs de santé généraux. Un objectif qui serait pertinent si l'amélioration de l'équilibre est importante serait « Je veux maintenir l'équilibre sur une seule jambe pendant 10 secondes ».

5. Limité dans le temps : fixez une date limite pour terminer la tâche. Comme ceci : « D'ici quatre semaines, je souhaite augmenter mes relances de mollets à 15 répétitions. »

Techniques pour maintenir la motivation

1. Découvrir votre motivation

Les seniors pourraient lier leurs objectifs à leurs propres passions ou rêves pour accroître leur motivation. Aligner les objectifs sur ces intérêts augmente l'engagement, qu'il s'agisse de jouer avec ses petits-enfants, d'assister à des réunions sociales ou simplement d'avoir plus de liberté.

2. Y compris le plaisir

La procédure est plus satisfaisante lorsque des passe-temps agréables sont choisis. Le plaisir est crucial pour maintenir la motivation, qu'il s'agisse de choisir des activités intéressantes ou de modifier les routines pour éviter l'ennui. Par exemple, suivre un cours en groupe peut vous aider à atteindre vos objectifs de mise en forme et à favoriser les interactions sociales.

3. Encouragements

Maintenir la motivation nécessite de reconnaître et d'applaudir les petites victoires. Reconnaître les réalisations favorise un sentiment de satisfaction, qu'il s'agisse d'atteindre un objectif ou de terminer un entraînement stimulant. Il peut s'agir de s'offrir un passe-temps favori ou de se réunir avec ses proches pour célébrer ses réalisations.

4. Systèmes de soutien

L'entraînement en force avec vos proches, vos amis ou des organisations de quartier vous aide à rester motivé et responsable. Assister à un cours de fitness local ou s'entraîner avec un partenaire offre un système de soutien qui encourage la régularité et un sentiment de communauté.

5. Suivi du développement

Suivre ses progrès est essentiel pour évaluer sa réussite et repérer les axes de développement. Cette boucle de rétroaction permet d'ajuster les objectifs si nécessaire et renforce la motivation.

Moyens de surveiller le développement

1. Journaux de remise en forme : l'utilisation d'un cahier pour documenter les séances d'entraînement, les exercices, les séries, les répétitions et les changements de poids peut être bénéfique. Cette approche produit un enregistrement transparent du développement et peut aider à repérer les tendances au fil du temps.

2. Technologie et applications : la technologie portable et les applications de fitness peuvent être utilisées pour suivre la fréquence cardiaque, enregistrer les séances d'entraînement et déterminer les niveaux d'activité globaux. Pour rendre le suivi plus attrayant, de nombreuses applications permettent aux utilisateurs de définir des objectifs, d'enregistrer des exercices et de consulter des graphiques de progression.

3. Photos de progression : surtout lorsqu'il s'agit de force, de tonus musculaire et de condition physique générale, prendre des photos à intervalles réguliers peut aider à montrer les progrès. En raison de la possibilité d'évaluer visuellement

leurs progrès au fil du temps, les seniors peuvent trouver cette technique motivante.

4. Évaluations fréquentes : La détermination des gains de force et d'endurance peut être facilitée en fixant des délais prédéterminés pour suivre les progrès, par exemple une fois par mois ou toutes les quelques semaines. Cela peut impliquer de déterminer le poids maximum à soulever, le nombre maximum de répétitions ou la flexibilité à augmenter.

5. Tests de condition physique : des tests assis-debout chronométrés et d'autres tests de condition physique de base peuvent aider à détecter les changements dans la mobilité fonctionnelle et la force. Il existe des indicateurs clairs de réussite lorsque ces tests sont révisés régulièrement.

Un bon programme de musculation pour les adultes de plus de 70 ans doit inclure la définition d'objectifs réalisables et inspirants et le suivi des progrès. Fixer des objectifs SMART, développer la motivation personnelle, utiliser diverses méthodes de suivi et maintenir la flexibilité lors de la modification des objectifs peuvent tous aider les personnes âgées à créer un parcours de remise en forme épanouissant qui améliore leur force, leur mobilité et leur qualité de vie globale. En décidant d'adopter un mode de vie meilleur et plus actif et en s'y tenant, ils peuvent obtenir des résultats étonnants.

CONCLUSION

Félicitations pour avoir fait le premier pas vers une version plus forte, plus saine et plus indépendante de vous-même. Ce chef-d'œuvre est plus qu'un simple guide d'entraînement ; c'est un plan de route pour retrouver votre vigueur et votre confiance à n'importe quelle étape de la vie.

Vous avez déjà appris que les exercices de musculation, lorsqu'ils sont effectués correctement et en toute sécurité, peuvent changer la vie. Que vous commenciez tout juste à faire du fitness ou que vous souhaitiez aller plus loin, les entraînements présentés dans ce livre sont conçus pour être simples, efficaces et adaptables. N'oubliez pas que la croissance est individualisée et qu'il n'existe pas de solution universelle. Votre chemin consiste à développer votre force à votre rythme, sans précipitation.

Au fil des chapitres, vous avez découvert une gamme d'exercices conçus spécifiquement pour les personnes âgées afin d'augmenter la mobilité, la force, la santé des os et l'équilibre. Outre les bienfaits physiques, l'entraînement en force améliore votre bien-être émotionnel et mental. Soulever des poids, faire des exercices avec le poids du corps et s'engager dans une routine de remise en forme, comme le démontrent de nombreux récits de ce livre, peuvent procurer un grand sentiment d'accomplissement et d'autonomisation.

Pendant que vous poursuivez votre entraînement, n'oubliez pas de chérir les petites victoires. Ces réussites sont importantes, qu'il s'agisse de se tenir un peu plus grand, de monter les escaliers plus facilement ou de se sentir plus enthousiaste tout au long de la journée. Le renforcement prend du temps, mais chaque exercice, étirement et respiration profonde que vous prenez vous rapproche de la vie dynamique et indépendante que vous méritez.

Ceux qui ont lu ce livre et trouvé de la force devraient réaliser que leur voyage ne fait que commencer. Maintenez la cohérence, la patience et l'engagement envers votre santé. Pour ceux qui débutent, sachez qu'avec le temps, vous remarquerez les énormes changements qui se produisent en vous concentrant sur votre bien-être physique. Comme les nombreuses personnes âgées qui ont déjà adopté ce livre, vous bénéficierez des avantages qui changeront votre vie grâce à l'entraînement en force.

La force est bien plus que de simples muscles. Tout est question de confiance. Tout est question de liberté. Il s'agit de comprendre que vous pouvez prendre en charge votre santé et votre avenir.

Alors continuons notre voyage ensemble. Votre moi plus fort vous attend, et avec ce livre, vous serez bien préparé à y faire face.

Nous souhaitons une vie en meilleure santé et plus indépendante aujourd'hui et dans les années à venir.